災害後の時期に応じた子どもの心理支援

被災体験の表現と分かち合い・防災教育をめぐって

冨永良喜・遊間義一・兵庫教育大学連合大学院共同研究プロジェクト / 編

誠信書房

はじめに

　阪神・淡路大震災では，なるべく早く被災体験を語ることが推奨された。それは心理的ディブリーフィングの影響であった。しかし，6,000人以上の人が亡くなっている状況で，被災体験の表現をすぐにうながすことは適切でないと思った。そして，台風23号豪雨災害（2004年10月），新潟中越地震（2004年10月），インド洋大津波（2004年12月），四川大地震（2008年5月）後の子どもたちの心理支援を通して，急性期には表現よりも安全・安心感が必要であり，中長期には被災体験の表現や，避けていることへのチャレンジが大切になるとの，「時期に応じた段階的な心理支援」のあり方が明確になっていった。その間，西洋ではディブリーフィングは否定され，サイコロジカル・ファーストエイド（PFA）がガイドラインとして登場した。

　そして，東日本大震災（2011年3月）が起きた。岩手県教育委員会は8年計画の，いわて子どもの心のサポートプログラムを，2011年4月にスタートさせた。臨床心理士が少ない沿岸部に，全国から1年契約で巡回型スクールカウンセラーが応援に駆けつけた。そこに住み，子どもたちや教職員と共に生活するなかで，地道な支援を続けてきた。彼らは被災体験に伴う表現活動を，教師をサポートしながら続けてきた。

　被災体験の表現に関して，サイコロジカル・ファーストエイドは災害から1ヵ月以内のガイドラインであるため，被災体験の表現をうながさないとの立場である。中長期のガイドラインのサイコロジカル・リカバリー・スキルにも，被災体験の表現の記載はない。しかし，PTSDの心理療法である長時間エクスポージャー療法や，トラウマ・フォーカスト認知行動療法のコアのコンポーネントは，トラウマ体験の語りである。

　被災体験の表現について，西洋の専門家はどう考えているのだろうか。被災体験の表現活動を，学校では行わないのだろうか。災害で苦しんできた中国やインドネシアの専門家は，被災体験の表現活動をどのように考えているのだろうか。本プロジェクト研究の第一の目的は，災害後の被災体験の表現活動を，災害後の心理支援・教育支援に携わってきた専門家が，どのように考えているかを明らかにすることである。また，災害は繰り返されるため，

備える防災や，語り継ぐ防災により，減災社会を構築していく必要がある。西洋や中国やインドネシアの専門家は，防災教育と心理支援をどのように考えているのだろうか。それを明らかにすることが第二の目的である。

　第1章では，災害後の子どものストレスについて研究論文をレビューした。第2章では，災害後の心理支援について，アメリカ・ヨーロッパ・オーストラリアなどで作成されたガイドラインと，日本でのガイドラインをレビューした。そして，第3章では，日本・中国・台湾・インドネシア・アメリカなどで，災害後に子どもの心理支援に携わった専門家を対象にした調査をとりまとめた。第4章から第7章は，東日本大震災後に岩手県沿岸部で活動をしてきたスクールカウンセラーによる活動記録である。第8章は，2011年度の小学6年生が担任教師の勧めで歌づくりを行い，2017年2月現在高校2年生となった当時の6年生が，後輩の小学6年生に震災を語り継ぐ特別授業を行った活動をとりまとめたものである。第9章は，中学生のときに北海道南西沖地震を体験した防災学者による，被災地での防災教育と心のサポートである。そして第10章は，阪神淡路大震災から心のケア活動を行ってきた専門家（精神科医2名，臨床心理士2名）と，岩手沿岸部で活動を行ってきたスクールカウンセラー3名による座談会である。テーマは「災害後の被災体験の表現をめぐって」とした。末尾の付録は，国際調査，東日本大震災後に活動をしてきたスクールカウンセラーの活動報告，座談会を受けて，「災害後の時期に応じた子どもの教育支援・心理支援ガイドライン試案」を掲載した。

　本書は，兵庫教育大学連合大学院共同プロジェクト（2015～2017年度），プロジェクト名「災害で大切な人を亡くした子どもの教育・心理支援の指針──日本・中国・アメリカ・インドネシアにおける調査研究」の研究成果である。調査に協力いただいた各国地域の専門家，兵庫教育大学連合大学院の関係者，快く出版をお引き受けいただいた誠信書房の皆さまに心より感謝申し上げる。

　本書が南海トラフ巨大地震など，将来起こりうる災害後の子どもの支援に少しでもお役に立てれば幸いである。

冨永　良喜

(※所属は 2017 年 4 月現在)

【プロジェクト研究科教員】

チームリーダー（2017 年 4 月～2018 年 3 月）
　遊間義一（兵庫教育大学教授・学校教育臨床連合講座）
チームリーダー（2015 年 4 月～2017 年 3 月）
　冨永良喜（兵庫教育大学教授・学校教育臨床連合講座）

　岩井圭司（兵庫教育大学教授，学校教育臨床連合講座）
　遊間義一（兵庫教育大学教授，学校教育臨床連合講座）
　有園博子（兵庫教育大学教授，学校教育臨床連合講座）
　葛西真記子（鳴門教育大学教授，学校教育臨床連合講座）
　上村弘子（岡山大学准教授，生活・健康系教育連合講座）
　宮下敏恵（上越教育大学教授，学校教育臨床連合講座）

【プロジェクト参加院生】

　瀧井美緒（兵庫教育大学 D3，学校教育臨床連合講座）
　大島崇（兵庫教育大学 D3，学校教育臨床連合講座）
　戸口太功耶（鳴門教育大学 D1，学校教育臨床連合講座）

【プロジェクト研究員】

　寺戸武志（兵庫県立教育研修所心の教育総合センター指導主事）
　大谷哲弘（岩手大学大学院教育学研究科特命教授）
　井上真一（兵庫県稲美北中学校教諭）
　沖川克枝（高砂市立曽根小学校養護教諭）
　吉沅洪（立命館大学教授）
　定池祐季（東北大学災害科学国際研究所助教）
　植松秋（室井メディカルオフィス臨床心理士）
　永浦拡（兵庫県スクールカウンセラー）
　冨永良喜（兵庫県立大学大学院減災復興政策研究科教授）
　小川恵（淑徳大学・岩手県教育委員会いわて子どもの心のサポートチーム SV）
　宮下啓子（岩手県教育委員会スクールカウンセラー）
　永田伊津香（岩手県教育委員会宮古教育事務巡回型カウンセラー）
　渡部友晴（岩手県教育委員会沿岸南部教育事務所巡回型カウンセラー）
　浦本真信（岩手県教育委員会沿岸南部教育事務所巡回型カウンセラー）

目　次

はじめに　*iii*

第1章　災害後の子どものストレス　1
第1節　大規模自然災害による影響　*1*
第2節　大規模自然災害や事件・事故による子どもへの影響　*3*
第3節　心的外傷後ストレス反応と発達段階　*4*
第4節　大規模自然災害と心的外傷後ストレス反応との関係　*6*
第5節　既存の研究における課題　*11*

第2章　災害後の世界の心理支援モデル　17
第1節　災害後のセルフケアのサポート活動　*18*
　1．ディブリーフィング　*18*
　2．サイコロジカル・ファーストエイド　*21*
　3．サイコロジカル・リカバリー・スキル　*24*
　4．災害・紛争等緊急時における精神保健・心理社会的支援に関するIASCガイドライン　*25*
　5．トラウマ的な出来事に対する子どもの反応——教員用マニュアル　*27*
　6．災害・事件後の3段階心理支援モデル　*29*
　7．震災・学校支援チーム（EARTH）ハンドブック　*30*
第2節　子どものストレス障害への心理療法　*32*
　1．Teaching Recovery Techniques（子どもたちのための集団回復プログラム）　*32*

2．学校におけるトラウマの認知行動介入（CBITS）と，トラウマを受けた生徒のためのサポート（SSET）　33

　　3．トラウマフォーカスト認知行動療法（TF-CBT）　35

第3節　セルフケアのサポート活動と治療に関する考察……………37

　　1．災害後の急性期の支援のあり方　37

　　2．被災体験の表現をめぐって　38

　　3．子どもを支える教師とカウンセラーの役割　40

第3章　災害後の時期に応じた子どもの心理支援——5言語（日本語・英語・中国語・台湾語・インドネシア語）の専門家を対象とした国際調査研究から
　　　　　　　　　　　　　　　　　　　　　　　　　　　　　　44

第1節　災害後の子どもの心理支援の課題………………………………44

　　1．理論　45　　2．方法　46　　3．支援システム　46

第2節　研究方法……………………………………………………………47

　　1．調査協力者　47　　2．調査内容　48　　3．手続き　49

　　4．統計的解析　49

第3節　結果…………………………………………………………………49

　　1．理論的課題——被災体験の表現　49

　　2．理論的課題——防災教育と心理支援　58

　　3．方法——集団へのアプローチ①：ストレスチェックとストレスマネジメント　61

　　4．方法——集団へのアプローチ②：クラスワイドの活動　68

　　5．方法——個人へのアプローチ　76

　　6．支援システム——教師・保護者トレーニング　86

　　7．支援システム——派遣心理支援チーム　96

第4節　総合考察……………………………………………………………105

　　1．理論的課題　105　　2．方法——集団へのアプローチ　110

3．方法──個人へのアプローチ　*113*　　4．支援システム　*114*
　　　5．理論と方法と支援システムについて　*118*

第4章　発災から1年の節目を迎えるにあたっての表現活動　*121*

　第1節　心のサポートとしての表現活動を行うにあたって……… *121*
　第2節　表現活動が行われるまでの流れ………………………… *122*
　　　1．子どもたちの様子から　*122*　　2．先生方のなかから　*122*
　　　3．管理職の側から　*124*
　第3節　表現活動を行ううえで留意した点……………………… *124*
　　　1．職員間の意思確認　*124*
　　　2．各学校に合わせたやり方の模索　*125*
　　　3．事前の予告　*125*　　4．ハイリスクな子どもの把握と事前対処　*126*
　　　5．テーマの設定　*126*　　6．当日の時間と場の設定　*127*
　　　7．心身の反応への対処　*127*　　8．アフターフォロー　*128*
　第4節　スクールカウンセラーとして心がけたこと……………… *128*
　　　1．担任の先生が中心になって行えるように支えること　*128*
　　　2．「表現活動ありき」にしないこと　*129*
　第5節　おわりに…………………………………………………… *129*

第5章　東日本大震災後の学校とスクールカウンセラーとの協働──心のサポート授業を通して　*131*

　第1節　はじめに…………………………………………………… *131*
　　　1．岩手県巡回型カウンセラーとして　*131*
　　　2．心とからだの健康観察について　*132*
　　　3．心のサポート授業について　*133*
　第2節　学校の取り組みの実際…………………………………… *134*

1．A小学校の概要　*134*　　2．A小学校の取り組みの概要　*134*
　　　3．心のサポート授業について　*135*
　第3節　表現へのチャレンジ………………………………………*139*
　　　1．A小学校の取り組み　*139*　　2．B小学校の取り組み　*141*
　　　3．C小学校の取り組み　*142*　　4．防災学習と語り継ぎ　*143*
　第4節　おわりに……………………………………………………*145*

第6章　東日本大震災後の表現活動とストレスマネジメント体験の日常化に向けたスクールカウンセラーの取り組み──震災2年目に学校で行った子ども集団への介入から　*148*

　第1節　はじめに……………………………………………………*148*
　第2節　職員研修と短い時間を活用したストレスマネジメント
　　　　　──2年目1学期………………………………………*149*
　　　1．職員研修──表現活動とシェアリング　*149*
　　　2．ストレスマネジメント──呼吸法とリラクセーション　*151*
　第3節　心とからだの健康観察──2年目2学期……………*153*
　　　1．心とからだの健康観察　*153*　　2．心のサポート授業　*154*
　　　3．心とからだの健康観察と心のサポート授業の手順　*154*
　　　4．SCが行う「心の授業」　*155*
　第4節　コミュニケーション力を育む──2年目3学期…………*157*
　　　1．日常のツールを使った子どものコミュニケーションの促進　*157*
　　　2．子ども同士のコミュニケーション　*158*
　第5節　震災後の学校でSCが心がけたこと………………………*161*
　第6節　まとめ………………………………………………………*162*

第7章 東日本大震災で同級生をなくした小学校での教師とスクールカウンセラー協働による心のサポート ―― 164

第1節 「卒業を共にする」取り組み ………………………… 164
  1．I 小学校について　*164*
  2．取り組みを行うことになった経緯　*165*

第2節 SC として「卒業を共にする」取り組みをどう考えるか ‥ *166*
  1．表現活動の意味　*166*
  2．個と集団，集団のなかでの癒やし　*167*
  3．実施にあたって気をつけたこと　*168*
  4．取り組みの印象　*169*　5．取り組み後　*172*

第3節 震災後の学校で SC が心がけたこと ………………… *173*
第4節 おわりに ………………………………………………… *174*

第8章 被災地の子どもたちによる創作歌と語り継ぐ震災特別授業 ―― 175

第1節 坂下大輔先生へのインタビュー ……………………… *176*
第2節 千葉ディレクターへのインタビュー ………………… *180*
第3節 語り継ぐ震災特別授業 ………………………………… *183*
第4節 創作歌――「明日へ」 ………………………………… *186*
第5節 考察 ……………………………………………………… *187*

第9章 被災地での防災教育と心のサポート ―― 190

第1節 東日本大震災後の「経験者」ニーズ ………………… *191*
  1．「奥尻の子ども」の経験　*191*　2．岩手県野田村の訪問　*191*

第2節 被災地の中学生へ語り継ぐ …………………………… *192*
  1．A 中学校での取り組み　*192*　2．生徒の感想から　*192*
  3．授業を終えて　*195*

第 3 節　被災地の保護者への防災教育と心のケア研修会 ………… *197*
　　1．B 小学校での取り組み　*197*　　2．保護者アンケートから　*197*
　　3．保護者への教育機会の意義　*200*
第 4 節　おわりに ………………………………………………………… *201*
　　1．防災教育と心のサポートの展開に向けて　*201*
　　2．今後の課題　*201*

第10章　座談会――被災体験の表現活動をめぐって ― *203*

　1．発災から学校再開 3 カ月後（避難所から仮設住宅に移行する時期
　　まで） ……………………………………………………………… *203*
　2．ディブリーフィング再考 ……………………………………… *206*
　3．お礼状も強制的な表現活動？ ………………………………… *210*
　4．災害遊びをどう受けとめ，どう関わる？ …………………… *211*
　5．発災半年後から 1 年，2 年，3 年 …………………………… *214*
　6．発災後半年から 1 年の間に限定して議論を ………………… *217*
　7．発災から 1 年後そして長期の支援――「〈語る〉を支える」
　　と PTSD 治療論 …………………………………………………… *221*
　8．〈語る〉を支える ……………………………………………… *225*
　9．2 年目以降 ……………………………………………………… *227*
　10．アニバーサリーをどう迎える？ ……………………………… *230*
　11．防災教育と心理支援 …………………………………………… *233*
　12．日常とトラウマを語る――コーヒーカップ方式 …………… *237*
　13．被災地での防災教育と未災地での防災教育 ………………… *239*

付録　災害後の時期に応じた子どもの教育支援・心理支援ガイドライン試案 ― *241*

　1．発災から学校再開まで ………………………………………… *241*

2．学校再開から3〜5カ月（避難所から仮設住宅に移るまでの時期）
　　　　　　　　　　　　　　　　　　　　　　　　　　　　　　241
3．学校再開から半年〜1年 ……………………………………… *242*
4．1〜10年 …………………………………………………………… *242*
5．人的支援システムと時期に応じた支援プログラムの事前策定を
　　　　　　　　　　　　　　　　　　　　　　　　　　　　　　243

謝辞　　*244*

災害後の時期に応じた子どもの心理支援
──被災体験の表現と分かち合い・防災教育をめぐって

第1章 災害後の子どものストレス

― 大谷哲弘 ―

第1節　大規模自然災害による影響

　災害とは「個人や社会の対応能力を超えた不可抗力な出来事や状況，さらに少なくとも一時的には個人や社会の機能の重大な崩壊状態をもたらすもの」(Raphael, 1986) であり，特に大規模自然災害は前触れもなく突然訪れ，一瞬にして生死を分けるような体験となるなど，身体的な損傷や喪失，危険と隣り合わせの体験となる。

　1995年1月17日午前5時46分，淡路島北部沖の明石海峡を震源としてM7.3の兵庫県南部地震が発生した。震源に近い神戸市市街地など阪神地域の被害は特に甚大で，死者6,435名，行方不明者2名，負傷者は43,000名を超えた。阪神・淡路大震災と名づけられた戦後最悪の都市直下型地震であった。本震災後，わが国で初めて災害後の精神保健が注目され，被災者への心理的支援の重要性がマスメディアを通して強調され，「心のケア」という名称で広く周知されるようになった (河合, 1996)。

　その後，1998年8月那須大水害，2000年3月有珠噴火災害，2000年9月三宅島噴火全島民避難，2000年10月6日鳥取西部地震，2001年3月24日芸予地震，2004年10月20日台風23号豪雨災害，2004年10月23日新潟中越地震，2005年3月20日福岡西方沖地震，2007年7月16日新潟中越沖地震，2009年8月台風9号豪雨災害と地震，火山噴火，台風豪雨と，わが国は災害に見舞われ続けてきた。そのたびに，被災地域の都道府県臨床心理士会を中心に心のケアが展開され，その支援プログラムも精緻化していった。

一方，海外では2004年12月26日，M9.1のスマトラ島沖地震が発生し，その地震によりインド洋大津波が発生した。インドネシア・アチェ，スリランカ，タイなど，死者・行方不明者は227,898名と報告されている。2008年5月12日14時28分，中国・四川省汶川県を震源とするM8.0の地震が発生し，死者69,197名，行方不明者18,222名，負傷者37万人以上と報告されている。そのうち，学生の死者は19,065名と2割を超え，校舎の耐震性や工事のあり方が問題となった。

　2011年3月11日に発生した東日本大震災は，それに伴う余震や津波などにより，東北地方を中心に日本全域に大きな被害をもたらした。2016年時点で，東日本大震災関連死者数は15,894名，行方不明者数は2,561名と報告されている（警察庁緊急災害警備本部，2016）。主要被災地の一つである岩手県においては，次のように報告されている。2013年2月27日時点における県内の死者数4,673名，行方不明者1,169名，負傷者208名となっており，人的被害の人口割合は，岩手県人口の0.5%，沿岸地域人口の2.1%を占めている。また，家屋の被害は全壊・半壊が24,916棟にのぼり，そのほとんどが津波による被害である。津波によって浸水した地域の人口は約88,000名で，沿岸市町村の全人口の約30%を占める状況である（岩手県，2013）。

　このように，大規模自然災害は生命や財産の喪失に加え，避難や移住などによって地域全体の生活環境に影響を及ぼす。また，災害により子どもたちは安心・安全を脅かされる恐怖を体験するだけでなく，何かを失う体験，大切な人や物，家など今までの日常生活を喪失する体験をする。すなわち，自らの死に直面した恐怖体験，いわゆる「外傷体験」（トラウマ体験），家族など愛する人が亡くなるという「喪失体験」，災害後避難所生活や仮設住宅での生活など「災害後の日常ストレス」，それらが重なり合って持続的なストレス状況に被災者は置かれることになる。

　東日本大震災においても，物理的な被害にとどまらず，被災者に対しても強い心理的影響を及ぼした。たとえば，宮城県の病院における震災後ストレス外来での被災者の心理的問題に関する調査では，大うつ病性障害が25.4%，post-traumatic stress disorder（PTSD）が12.7%であったことが報告されている（福土ら，2012）。つまり，大規模自然災害は，直接的な被害だけでなく，その後の心的外傷後ストレス反応として心身の健康に広く影

響を及ぼすのである（Neria et al., 2008）。

第2節　大規模自然災害や事件・事故による子どもへの影響

　アメリカの 12～17 歳の児童思春期の子どもを対象とした疫学研究（The National Survey of Adolescents）では，post-traumatic stress disorder（PTSD）の有病率は男性で 3.7%，女性で 6.3%と報告されている（Kilpatrick & Saunders, 1997）。また，これまでに大規模自然災害や事件・事故への曝露が，児童思春期の子どもに深刻でしばしば日常生活を困難にする PTSD を生じうることが，多くの研究から示されている（Foa et al., 2009a）。さらに，環境の変化に敏感な児童・思春期の子どもの発育や発達が阻害されることによる悪影響が，強く懸念される。

　重大な事件・事故・災害の体験直後は大部分の人に心的外傷後ストレス反応が見られるため，その体験直後の反応は PTSD の発症を予測しないが，体験後の PTSD の既往は将来の PTSD の発症リスクの一つとして考えられている（Brewin et al., 2000）。そして，重大な事件・事故・災害などの体験後に何らかの症状を示す子どもは，その後の人生においてトラウマティックな出来事を体験するリスクが高まり，曝露回数が増えるにしたがって，将来的に PTSD のみならず，不安障害や気分障害などの精神疾患や社会生活へのリスクが高まること（Copeland et al., 2007）や，児童期の心的外傷が成人期の精神的および身体的健康について，多くの深刻な問題の主要なリスク要因となっていることが指摘されている（Edwards et al., 2003; Felitti et al., 1998）。

　たとえば，「児童期の不運な体験」（adverse childhood experience: ACE）研究では，ACE の数と，研究に参加した成人のアルコール依存，薬物依存，自殺未遂，喫煙，一般的な身体疾患および精神健康の問題，深刻な肥満，性的乱交，性感染症との間に強い相関があることが明らかになり，そのリスクが指摘されている（Dube et al., 2001; Edwards et al., 2003; Felitti et al., 1998）。また，子どもの心的外傷後のストレス反応が放置されると，認知機能やパーソナリティ，自己評価や衝動性コントロールに悪影響を及ぼし，子どもの発達を阻害する要因となりうることが指摘されている（Dube et al.,

2001; Edwards et al., 2003; Felitti et al., 1998）。加えて，心的外傷となるような不遇な体験がかなりの程度に達すると，保護要因の獲得を妨げることもあり，保護要因をいくつか持っているような子どもさえも，圧倒されて対処能力が発揮できないことも指摘されている（Harris et al., 2006）。

　これらのことから，児童期や思春期のトラウマケアは，単に子どもだけの問題ではなく成人期以降の精神的健康まで影響を及ぼすため，非常に重要な課題であるといえる（Balaban, 2009）。したがって，PTSD の診断基準を満たすような子どもに対する治療的介入や，診断基準に該当する症状を部分的に満たす子どもに対しても，予防的介入を行うことが必要であろう。また，PTSD の診断を満たさない子どもであっても，重大な事件・事故・災害の体験後に特徴的な症状に焦点を当てる支援を行うことは，有益であるとされている（Foa et al., 2009b）。

第 3 節　心的外傷後ストレス反応と発達段階

　子どもの PTSD を考えるうえで，発達段階ごとに子どもの PTSD の臨床徴候は異なり，それに伴い治療選択が変わる（Foa et al., 2009a）ため，発達段階に注目することは非常に重要である。

　心的外傷後のストレス反応が発達段階で異なる背景について，松浦（2011a，2011b）は，児童期の特徴として認知や情緒の発達段階の違いが大きいため，小学校低学年と高学年では受けとめ方も異なることを指摘している。このことについて松浦（2011a）は，低学年は視覚情報に影響を受けやすく，具体的な事柄でないと理解ができないことや，低学年は感情を言語化する力が乏しいうえ，湧き起こる感情に対する対処方法も限られているため，抱いた感情の表現が頭痛や腹痛，不眠などの身体症状や，わがままや身勝手さなど行動化を伴う表現になりやすいことを指摘している。一方，高学年では抽象的な概念も考えることが可能になることや，表現力や対処方法に幅が出てくるが，自分のことや家族のこと，周囲のことに気を配り，余計な心配や不安を抱くようになる。たとえば，災害によって家族が離れ離れになるのではないか，自分がふさぎこんでいては親が心配するのではないかなど

を考え，ふるまうなどが挙げられる（松浦，2011b）。

　高田（2011）は，思春期の子どもに見られる PTSD 症状は本質的に大人と同じであるが，この発達段階の子どもたちではストレスと向き合った人生経験が少ないために，コーピングが本人の主観的な将来についての認識に左右されやすいことを指摘している。たとえば，「明日はわからないので今さえ良ければいい」など，持続した努力を放棄し，刹那的なものとなることがある（高田，2011）。思春期の子どもの PTSD 症状はほぼ大人と同じ（高田，2011；高橋ら，2011）であるが，子どもの反応として，抑うつ的で自責的になること，対人関係が大きく変化すること，無謀な行動をとることが指摘されている（高橋ら，2011）。また，大谷（2011）は，トラウマの恐怖，喪失の悲しみを経験すると，思春期によく見られる問題行動が起こりやすくなることを指摘している。たとえば，神経が高ぶりイライラしやすくなる，「なんで自分がこんな目に」という怒りが心の底にあることから行動が粗暴になりやすい，喪失の寂しさを異性で埋めようとするため性の逸脱行動につながるケースがある，などを挙げている。

　大規模自然災害では，発達段階による心的外傷後のストレス反応の違いが報告されている。たとえば，神藤ら（1997）は，阪神・淡路大震災後の PTSD 項目の得点は，小学校中学年，小学校高学年，中学生の間に有意な差があり，学年が低いほど PTSD が疑われる割合が高かったことを明らかにした。Liu ら（2011）は，四川大地震から 6 カ月後の PTSD 症状は，小学校 3 年生のオッズ比を 1 とした場合，小学校 4 年生は 3.93，小学校 5 年生も 3.93 であったことを明らかにした。虐待や性的被害などの他者が原因となるトラウマティックな出来事は，年齢の低いほうが影響を受けやすいことが指摘されており（Garbarino & Kostelny, 1996; Roussos et al., 2005），これは知能や認知の発達が関連していることが考えられ，小学校 3 年生の子どもは災害の惨事の影響を十分に理解できていない可能性が考えられる。

　さらに，藤森ら（1996）は，北海道南西沖地震から 1 年 7 カ月後に，小学校 4 ～ 6 年生と中学生を対象に調査を行った。家屋が全半壊した「仮設住宅」群と，被害が少なく災害前からの自宅で生活する「自宅」群に分けて検討した。その結果，小学校 4 ～ 6 年生の仮設住宅群は，「頭が痛い」「勉強が進まない」などの問題を訴えている者が多かった。一方，中学生の仮設住宅

群は自宅群に比べて、「身体がほてったり、寒気がする（75%）」「お腹が痛い（58%）」「病気になり、病院で診てもらった（64%）」「頭が痛い（58%）」「風邪をひきやすい（53%）」「気分や健康状態が悪い（53%）」などの比率が高く、身体症状の問題が多いことが明らかとなった。また、仮設住宅群の生徒は、「いろいろなことが大変だと感じる（53%）」「何か怖くなったりする（33%）」「自分のことを簡単に決められない（39%）」などの比率も高く、不安を訴える生徒や、社会生活上の問題や悩みを持っている生徒が多いことがわかった。また、12歳以上の子どものほうがそれ未満の子どもたちより、診断基準を満たすケースが多かったという報告もある（Green et al., 1991）。岡田ら（2005）は、阪神・淡路大震災では、年下の子どもを気遣ったり、元気を装い大人の手伝いを積極的に行おうとしたりした「がんばり」を見せた思春期の子どもたちに、最も早い心理的反応（夜眠れないなど）が表れたと報告している。

　以上のように、発達段階ごとに心的外傷後のストレス反応は異なる可能性があり、発達段階に着目することは、支援を考えるうえでも重要であるといえよう。

第4節　大規模自然災害と心的外傷後ストレス反応との関係

　大規模自然災害における喪失や破たんの度合いが、子どもの心的外傷後のストレス反応に、非常に強く関連していることが報告されている（Vernberg et al., 1996）。これまで、大規模自然災害後のPTSDに影響を与える要因は主に、個人内要因（たとえばBulut, 2013）、震災時に体験した出来事（たとえばZheng et al., 2012）や、その体験に伴う感情（たとえばWang et al., 2012）という側面から検討されてきた。

　Bulut（2013）の研究は、寄宿舎に住んでいる児童を対象に行われ、震災時に体験した出来事がある程度共通しているものとして、個人内要因を検討したものである。しかし、Bulut（2013）の研究は例外的である。なぜなら、大規模自然災害は前触れもなく突然訪れるため、怪我や目撃などの体験、家族をはじめとする重要な他者の喪失など、生徒はそれぞれの出来事として体

験するからである。そのため，震災時に体験した出来事が，心的外傷後のストレス反応にどのように影響を与えるかという側面からの検討は，実際の被災状況を勘案して，要支援者を抽出する視点として意義のあることといえる。

　大規模自然災害後にストレスアンケートが活用されているが，ストレスアンケートは三つのタイプに分けられる。一つ目はスクリーニングとしてのアンケート，二つ目は子どもが自分のストレスを知るためのアンケート，三つ目はPTSD診断の補助としてのアンケートである。

　一つ目のものは，支援を必要とする子どもを見つけて支援者につなげるために開発された。たとえば，トラウマ項目とうつ項目の計15項目からなるThe Posttraumatic Stress Symptoms for Children 15 items: PTSSC-15（冨永ら，2002），再体験反応4項目と回避反応4項目と過覚醒5項目の計13項目からなるChildren's Revised Impact of Event Scale: CRIES-13（Children and War Foundation, 2005），再体験症状5項目と過覚醒症状5項目の計10項目からなるChild Trauma Screening Questionnaire: CTSQ（Kenardy et al., 2006）がある。

　二つ目の，自分のストレスを知り，望ましいセルフケアを学ぶツールとしてのアンケートには，絵入りで24項目の「自分を知ろうチェックリスト」（服部・山田，1999），心とからだの健康観察19版・31版（岩手県教育委員会，2011a，2011b；冨永，2014）がある。これらの自分のストレスを知るためのアンケートは，子ども自身が自分のストレスを知り，望ましい対処法を学ぶために開発されたものであるが，結果として外傷後ストレス反応の深刻度も測れるものになっており，スクリーニングにも活用できる。

　三つ目のPTSDの診断の補助としてのアンケートは，UCLA PTSDindex（Pynoos et al., 1998）がある。

　心理支援の中核は，要支援者をどれだけ正確に，効率的に抽出できるかにかかっている。しかし，いずれの質問紙も，本人の認知や意思というフィルターを通して大変さが訴えられたり，本人が「話してもいい」「伝えてもいい」と思っている苦痛が表現されたりしている。認知や意思に左右されないもう一つの要支援者を抽出する手立てとして，経験した出来事が挙げられる。そもそも，大規模自然災害があったときには要支援者が増えるという仮

定で行っているため，大規模自然災害が心的外傷後のストレス反応の要因になっていることが前提である。その前提の範囲のなかで，大規模自然災害のなかでもどのような出来事が心的外傷後のストレス反応に影響するのかが明らかになれば，要支援者を正確に効率的に抽出できることに寄与できるだろう。このような視点で，海外やわが国において以下の研究がなされている。

海外では，四川大地震（中国）や，921大地震（台湾）において，子どもの発達段階ごとに，震災時に体験した出来事の影響について報告されている（たとえば Hsu et al., 2002; Liu et al., 2011）。

Hsu ら（2002）は，台湾で1999年9月21日に起きた921大地震（M7.3）から6週間後に，中学生（12～14歳）（$N = 323$）を対象にインタビュー調査を行った。その結果，21.7％がPTSDの診断基準を満たしていることが明らかになった。また，PTSDに影響を与える要因として，「自分自身の身体的な怪我」と「家族の喪失」であることが明らかとなった。

Liu ら（2011）は，2008年5月12日に起きた四川大地震（M8.0）から6カ月後と12カ月後に，小学校3年生（$N = 97$），小学校4年生（$N = 83$），小学校5年生（$N = 150$）を対象に質問紙調査を行った。調査材料は，Trauma Symptoms Checklist for Children-Alternative Version: TSCC-A（下位尺度：抑うつ，不安，怒り，外傷後ストレス反応，解離）であった。震災6カ月後の心的外傷後のストレス反応に，「喪失体験」や「死の目撃」が影響し，「建物に閉じ込められること」「怪我をすること」「極度の恐怖を感じること」は影響しないことを明らかにした。一方，12カ月後の心的外傷後のストレス反応には，「喪失体験」や「死の目撃」などの出来事の影響はなく，「極度の恐怖を感じること」のみ影響していることが明らかとなった。

Zheng ら（2012）は，同じく四川大地震から6カ月後に，高校1～3年生（$N = 1,245$）を対象に質問紙調査を行った。調査材料は，The Posttraumatic Stress Disorder Self-Rating Scale: PTSD-SS であった。PTSD症状に影響を与える要因は，「家族の負傷」「財産の喪失」「惨事の目撃」であることが明らかになった。一方，「家屋の損壊」は影響しないことも明らかになった。

Wang ら（2012）は，同じく四川大地震から10カ月後に，震源地から

327km 離れた地域の中学1～3年生（$N = 1,841$）を対象に質問紙調査を行った。調査材料は，CRIES-13 であった。CRIES-13 は 30 点以上が PTSD のハイリスク群と判断される。本研究では 522 人（調査対象者の 28.4%）がハイリスク群に該当した。また，PTSD のハイリスク群を予測する要因を，ロジスティック回帰分析により分析した。経験がないことをオッズ比 1 とした場合，「地震時に絶望を感じること」5.037，「自宅の全壊」2.917，「自宅の半壊」1.84，「誰かの怪我や死の目撃」2.211，「建物に閉じ込められること」1.903 であることが明らかになった。また，震源地に近い地域より離れた地域のほうが，PTSD のリスクの高い生徒の割合が高いことを明らかにした。このことについて Wang ら（2012）は，震源地に近く被害状況が大きい地域は，政府などが災害支援チームをすぐに派遣するため，当該地域の住民はその支援を受けられ，その結果として PTSD の発症リスクを低減できている可能性を指摘した。

わが国では，阪神・淡路大震災や東日本大震災において，子どもの発達段階ごとに震災時に体験した出来事の影響について報告されている（たとえば野上ら，1997; Usami et al., 2012）。

野上ら（1997）は，1995 年 1 月 17 日に起きた阪神・淡路大震災（M7.3）から 6 カ月後に，小学校 3 年生～中学校 3 年生まで（$N = 1,219$）を対象に質問紙調査を行った。小学校 3・4 年生，小学校 5・6 年生，中学生をそれぞれ一つの群として（以下，学年群），対象者を 3 群に分けた。DSM-Ⅳの基準により PTSD 傾向が疑われる者を PTSD 群，それ以外の者を非 PTSD 群とした。学年群と「家屋の損壊」について，χ^2 検定を行った。その結果，「家屋の損壊」によって有意な差は見られなかった。一方，学年群別に見ると，学年が低いほど PTSD が疑われる割合が多いことが明らかになった。

また，阪神・淡路大震災後，教師の立場から子どもの心のケアに注目した荒堀（1997）は，とにかく生きることに懸命になっていた時期から復興の重みが取れはじめた頃に，「押し込めていた被災体験が心に浮上し，表現のしようのない深い喪失感」が襲ってくると述べている。

兵庫県教育委員会（2005）は，1996 年から毎年，震災により教育的配慮を必要とする児童生徒数を報告していった。退行や情緒・身体的反応をリスト

アップした調査票を参考に、教師の観察や保護者からの報告などに基づいたものであった。また、教育的配慮を必要とする震災の要因として、「震災の恐怖によるストレス」「住宅環境の変化」「家族・友人関係の変化」「経済環境の変化」などを検討した。その結果、教育的配慮を必要とした児童生徒は、1996年3,812名、1997年4,089名、1998年4,106名、1999年4,105名、2000年3,392名、2001年3,142名、2002年2,549名、2003年1,908名、2004年1,337名であった。すなわち、震災から5年間は、教育的配慮を必要とする児童生徒数はほぼ横ばいで変わらなかった。

震災の要因を見ると、「震災の恐怖によるストレス」は次第に減少していったのに対して、「経済環境の変化」や「家族・友人関係の変化」による要因で教育的配慮を要する児童生徒数が増えていった。すなわち、親の離婚、アルコール依存など、二次的な問題が子どもの心身に影響を及ぼしていったのである。このため、心のケアの視点には、震災による外傷体験ばかりか、災害後の日常ストレスへの対処と対策が必須であることを、この結果は示唆している。

Usami ら (2012) は、2011年3月11日に起きた東日本大震災 (M9.0) から8カ月後に、主要被災地の一つである宮城県石巻市の小学生と中学生を対象に、質問紙調査を行った。調査材料はPTSSC-15 (冨永ら、2002) であり、1因子構造であった。PTSD得点に対する「家屋の損壊（全壊、半壊を含む）」「避難経験」「家族の喪失」の経験の影響について、小学校1～3年生 ($N = 1,736$)、小学校4～6年生 ($N = 1,973$) に分けて分析した。その結果、いずれの群においても、「家屋の損壊」「避難経験」「家族の喪失」の経験があった者のほうが、ない者よりも、PTSSC-15におけるPTSD得点が有意に高いことを明らかにした。また、中学生 ($N = 1,864$) を分析した結果、「家屋の損壊」「避難経験」「家族の喪失」の経験があった者のほうが、ない者よりも、PTSSC-15におけるPTSD得点が有意に高いことを明らかにした。

以上のように、発達段階ごとに、どのような出来事が心的外傷後のストレス反応に影響するのかについて検討され、一定の成果を得ている。

第5節　既存の研究における課題

　このように，出来事の心的外傷後のストレス反応への影響について検討されてきたものの，災害ごとに結果が異なり，要支援者を抽出できる知見には至っていないともいえる。一定の知見を得るためには，これまでの研究結果をメタ分析し，検討することなどが考えられる。

　また，これらの検討は十分なデータに基づいて追究がなされていない。つまり，激甚災害地域での調査や，ある地域の一部の学校での調査のため，個別状況や場面に依存した結果になっている可能性が考えられる。たとえば，東日本大震災における宮城県を対象にした研究（Usami et al., 2012）では，一部の震災地域（石巻市のみ）を対象にしているため，地域の影響を処理できていない可能性がある。個別な状況の影響を排除するために，被災地域を広くとって調査を行う必要があると考える。さらに，「家族の喪失」についても，家族の誰を喪失したかに関する影響について詳細に検討されていない。認知や情緒の発達段階の違いや，発達段階によって変化すると考えられる家族との関係性の影響が考えられるため，「家族の喪失」について詳細に検討することは意義のあることといえよう。

　これまでの大規模自然災害を対象とした研究では，PTSDを1因子として検討している。DSM-5（American Psychiatric Association, 2013）のPTSDの診断基準では，四つの症状を想定しているが，児童期や思春期のPTSDの構造について実証的に検討されてこなかった。DSM-5のPTSDの診断基準において，DSM-IV-TR（American Psychiatric Association, 2000）で挙げられていた心的外傷後に起こる症状（過覚醒，侵入的な再体験，回避・麻痺）に，認知と気分の陰性症状（否定的認知。たとえば，「もう誰も信用できない」に表される「自分自身や他人，世界に対する持続的で過剰に否定的な信念や予想」）が加えられた。しかし，これまでの研究はDSM-IV-TRを基準としたものであり，この「否定的認知」を入れた研究が見当たらない。

　児童期や思春期の重大な事件・事故・災害の体験者は，成人と比較して認知的制約を有するため，症状を，その後も同じようなことや悪いことが起こ

る前兆であるととらえる傾向が特に強いことが指摘されている（Terr, 1991）。Ito ら（2016）は，東日本大震災で被災した高校生を対象に質問紙調査を実施し，心的外傷後ストレス反応に影響を及ぼす要因について，主に認知的側面から検討を行った。その結果，心的外傷後ストレス反応に対する否定的認知がその反応を増悪させることを指摘している。また，Ehlers & Steil（1995）は，心的外傷後ストレス反応は重大な事件・事故・災害の体験者に共通した反応であるが，これを回復の一部と見なすことができなければ，心的外傷後ストレス反応を慢性化させる要因になると指摘している。

　これらのことから，認知や情緒の発達段階の違いや，家族や友人との関係性の変化により，災害の体験が及ぼす影響が違うことが想定される。したがって，今後は児童期や思春期などの発達段階ごとに，否定的認知と体験した出来事の関連性を検討することも課題であるといえよう。

【文献】

American Psychiatric Association (2000) *Diagnostic and statistical manual of mental disorders. 4th ed. text-revision*. Washington, D. C.: American Psychiatric Press.

American Psychiatric Association (2013) *Diagnostic and statistical manual of mental disorders: DSM-5*. Washington, D. C.: American Psychiatric Press.

荒堀浩文（1997）阪神・淡路大震災後の教師の対応と子どもたちの心のケア問題．教育心理学年報，**36**, 165-174.

Balaban, V. (2009) Assessment of children. In E. B. Foa, T. M. Kerane, M. J. Friedman, et al., *Effective treatment for PTSD: Practice guidelines from the international society for traumatic stress study 2nd ed.* New York: Guilford press. pp.62-80.

Brewin, C. R., Andrews, B., & Valentine, J. D. (2000) Meta-analysis of risk factors for posttraumatic stress disorder in trauma-exposed adults. *Journal of Consulting and Clinical Psychology*, **68**, 748-766.

Bulut, S. (2013) Prediction of post-traumatic stress symptoms via cmoebid disorders and other social and school problems in earthquake exposedturkish adolescents. *Revista Latinoamericana de Psicología*, **45**(1), 47-61.

Children and War Foundation (2005) Children and War Foundation Children's Revised Impact of Event Scale. (CRIES-13) 2005 [http://www.childrenandwar.org/measures/children%E2%80%99s-revised-impact-of-evevt-scale-8-%E2%80%93-cries-8/ies13/]（2017.11.21 確認：日本語訳を含め 30 カ国語の翻訳版がホームページに掲載されている）

Copeland, W. E., Keeler, G., Angold, A., & Costello, E. J. (2007) Traumatic events and posttraumatic stress in childhood. *Archives of General Psychiatry*, **64**, 577-584.

Dube, S. R., Anda, R. F., Felitti, V. J., Chapman, D. P., Williamson, D. F., & Giles, W. H. (2001) Childhood abuse, household dysfunction, and the risk of attempted suicide throughout the life span: Findings from the Adverse Childhood Experiences Study. *Journal of the American Medical Association*, **286**, 3089-3096.

Edwards, V. J., Holden, G. W., Felitti, V. J., & Anda, R. F. (2003) Relationship between multiple forms of childhood maltreatment and adult mental health in community respondents: Result from the adverse childhood experiences study. *American Journal of Psychiatry*, **160**, 1453-1460.

Ehlers, A. & Steil, R. (1995) Maintenance of intrusive memories in posttraumatic stress disorder: A cognitive approach. *Behavioural and Cognitive Psychotherapy*, **23**, 217-249.

Felitti, V. J., Anda, R. F., Nordenberg, D., Williamson, D. F., Spitz, A. M., Edwards, V., Koss. M. P., & Marks, J. S. Z. (1998) Relationship of childhood abuse and household dysfunction to many of the leading causes of death in adults. The Adverse Childhood Experiences (ACE) Study. *American Journal of Preventive Medicine*, **14**, 245-58.

Foa, E. B., Chrestman, K. R., & Gilboa-Schechtman, E. (2009a) *Prolonged exposure therapy for adolescents with PTSD: Emotional processing of traumatic experiences therapist guide*. New York: Oxford University Press.

Foa, E. B., Keane, T. M., Friedman, M. J., & Cohen, J. A. (2009b) Introduction. In E. B. Foa, T. M. Kerane, M. J. Friedman, et al., *Effective treatment for PTSD: Practice guidelines from the international society for traumatic stress study 2nd ed.* New York: Guilford Press. pp.1-22.

藤森和美・藤森立男・山本道隆（1996）北海道南西沖地震を体験した子どもの精神健康．精神療法，**22**, 30-40.

福土審・庄司知隆・遠藤由香・鹿野理子・田村太作・森下城・佐藤康弘・町田貴胤・町田知美・野田智子・橋田かなえ・田中山佳里・金澤素（2012）大災害のストレスと心身医学――仙台・宮城からの速報．心身医学，**52**, 388-395.

Garbarino, J. & Kostelny, K. (1996) The effects of political violence on Palestinian children's behavior problems: A risk accumulation model. *Child Development*, **67**, 33-45.

Green, B. L., Koroi, M., Grace, M. C., Vary, M. G., Leonard, A. C., Gleser. G. C., & Smitson-Cohen, S. (1991) Children and disaster: Age, gender, and parental effects on PTSD symptoms. *Journal of the American Academy of Child and Adolescent Psychiatry*, **30**, 945-951.

Harris, W. W., Putnam, F. W., & Fairbank, J. A. (2006) Mobilizing trauma resources for children. In A. F. Lieberman & R. DeMartino (Eds.), *Shaping the future of*

children's health. New York: Johnson & Johnson Pediatric Institute. pp.311-339.
服部祥子・山田冨美雄編（1999）阪神・淡路大震災と子どもの心身──災害・トラウマ・ストレス．名古屋大学出版会
Hsu, C. C., Chong, M. Y., Yang, P., & Yen, C. F. (2002) Posttraumatic stress disorder among adolescent earthquake victims in Taiwan. *Journal of the American Academy of Child & Adolescent Psychiatry*, 41, 875-81.
兵庫県教育委員会編（2005）心のケアの取り組み　震災を越えて──教育の創造的復興10年と明日への歩み．兵庫県教育委員会，pp.166-186．[http://www.hyogo-c.ed.jp/～somu-bo/koete/2-3shou.pdf]
Ito, D., Koseki, S., & Ohtani, T. (2016) School-based intervention programs based on cognitive-behavioral therapy for Japanese adolescent with severe posttraumatic stress symptoms due to disaster: A pilot study. *Journal of Traumatic Stress*, 29, 577-580.
岩手県（2013）岩手県東日本大震災津波の記録──2011.3.11　[http://www2.pref.iwate.jp/～bousai/kirokushi/allpage.pdf]
岩手県教育委員会（2011a）心とからだの健康観察31項目版　[http://www1.iwate-ed.jp/tantou/tokusi/h23_kokoro_s/h29/11-2.pdf]
岩手県教育委員会（2011b）心とからだの健康観察19項目版　[http://www1.iwate-ed.jp/tantou/tokusi/h23_kokoro_s/h29/11-1.pdf]
河合隼雄（1996）阪神・淡路大震災と心のケア．兵庫県教育委員会編．震災を生きて──記録・大震災から立ち上がる兵庫の教育．兵庫県教育委員会，pp.159-193．[http://www.hyogo-c.ed.jp/～somu-bo/ikite/pdf/p159-p193.pdf]
警察庁緊急災害警備本部（2016）東北地方太平洋沖地震の被害状況と警察措置〔広報資料〕[https://www.npa.go.jp/archive/keibi/biki/higaijokyo.pdf]
Kenardy, J. A., Spence, S. H., & Macleod, A. C. (2006) Screening for posttraumatic stress disorder in children after accidental injury. *Pediatrics*, 118(3), 1002-1009.
Kilpatrick, D. G. & Saunders, B. E. (1997) *The prevalence and consequences of child victimization. National Institute of Justice Research Preview.* Washington, DC: US Department of Justice.
Liu, M., Wang, L., Shi, Z., Zhang, Z., Zhang, K., & Shen, J. (2011) Mental health problems among children one-year after Sichuan earthquake in China: A follow-up study. *PLoS ONE*, 6(2), 1-6.
松浦正一（2011a）低学年児童のストレスマネジメント．藤森和美・前田正治編著．大災害と子どものストレス──子どものこころのケアに向けて．誠信書房，pp.15-17.
松浦正一（2011b）高学年児童のストレスマネジメント．藤森和美・前田正治編著．大災害と子どものストレス──子どものこころのケアに向けて．誠信書房，pp.18-20.
Neria, Y., Nandi, A., & Galea, S. (2008) Post-traumatic stress disorder following disasters: A systematic review. *Psychological Medicine*, 38, 467-480.
野上奈生・住友育世・齋藤誠一・清水民子・佐藤眞子・吉田圭吾・柳原利佳子・神藤貴昭（1997）阪神淡路大震災の心理的影響に関する研究(8)．日本教育心理学会総会発表論文

集, **39**, 528.
岡田和美・勝田仁美・小迫幸恵・三宅一代・片田範子（2005）小児が入院する病棟における災害発生時の課題・方策の検討——阪神淡路大震災を体験した看護師への聞き取りから．日本災害看護学会誌, **7**, 64.
大谷哲弘（2011）問題行動を起こした児童への生活指導とストレスマネジメント．竹中晃二・冨永良喜共編．日常生活・災害ストレスマネジメント教育——教師とカウンセラーのためのガイドブック．サンライフ企画，p.66.
Pynoos, R., Rodriguez, N., Steinberg, A., Stuber, M., & Frederick, C. (1998). *UCLA PTSD Index for DSM-IV*. Los Angeles: UCLA Trauma Psychiatry Service.
Raphael, B. (1986) *When disaster strikes: How individuals and communities cope with catastrophe*. New York: Basic Books.
Roussos, A., Goenjian, A. K., Steinberg, A. M., Sotiropoulou, C., Kakaki, M., et al. (2005) Posttraumatic stress and depressive reactions among children and adolescents after the 1999 earthquake in Ano Liosia, Greece. *American Journal of Psychiatry*, **162**, 530-537.
神藤貴昭・野上奈生・住友育世・齊藤誠一・佐藤眞子・吉田圭吾・柳原利佳子・山本智一・森田英夫・寺村忠司・坂口喬啓・田中孝尚・舛井律子・松田信樹・山口昌澄・二宮奈津子・宅香菜子（1997）阪神・淡路大震災の心理的影響に関する研究．神戸大学発達科学部研究紀要，**4**, 245-259.
高田哲（2011）災害が長期化した際の子どもの健康へのケア．教育と医学，**701**, 30-38.
高橋秀俊・神尾陽子・長尾圭造（2011）思春期の子どもの災害反応．藤森和美・前田正治編著．大災害と子どものストレス——子どものこころのケアに向けて．誠信書房，pp. 21-23.
Terr, L. C. (1991) Childhood traumas: An outline and overview. *American Journal of Psychiatry*, **148**, 10-20.
冨永良喜編著（2014）ストレスマネジメント理論による心とからだの健康観察と教育相談ツール集．あいり出版
冨永良喜・高橋哲・吉田隆三・住本克彦・加治川伸夫（2002）子ども版災害後ストレス反応尺度（PTSSC15）の作成と妥当性——児童養護施設入所児童といじめ被害生徒を対象に．発達心理臨床研究，**8**, 29-36.
Usami, M., Iwadare, Y., Kodaira, M., Watanabe, K., Aoki, M., Katsumi, C., Matsuda, K., Makino, K., Iijima, S., Harada, M., Tanaka, H., Sasaki, Y., Tanaka, T., Ushijima, H., & Saito, K. (2012) Relationships between traumatic symptoms and environmental damage conditions among children 8 months after the 2011 Japan earthquake and tsunami. *PLoS ONE*, **7**(11), 1-7.
Vernberg, E. M., Silverman, W. K., La Greca, A. M., & Prinstein, M. J. (1996) Prediction of posttraumatic stress symptoms in children after hurricane Andrew. *Journal of Abnormal Psychology*, **105**, 237-248.
Wang, W., Fu, W., Ma, X., Sun, X., Huang, Y., Hashimoto, K., & Gao, C. (2012) Prevalence of PTSD and depression among junior middle school students in a

rural town far from the epicenter of the Wenchuan earthquake in China. *PLoS ONE*, **7**(7), 1-10.

Zheng, Y., Fan, F., Liu, X., & Mo, L. (2012) Life events, coping, and posttraumatic stress symptoms among Chinese adolescents exposed to 2008 Wenchuan earthquake, China. *PLoS ONE*, **7**(1), 1-8.

第2章 災害後の世界の心理支援モデル

— 冨永良喜 —

　災害は強いストレスを人にもたらし，その結果，一部の人がストレス関連障害に苦しむ。そのため，二次被害を防ぎ回復を促進する「セルフケアのサポート活動」と，「ストレス障害の治療法」が開発されてきた。ここで，ストレス障害，ストレス反応・トラウマ反応，症状，回復，セルフケア，サポートを時間軸で整理しておく。

　図2-1は，縦軸がストレス反応・トラウマ反応など心身反応の強さを示し，横軸は時間を示している。衝撃的出来事を経験すると多くの人が心身反応を示すが，それらは「正常な反応」である。多くの人がその反応を収めていく自己回復力を持っている。出来事の先行要因，出来事要因，時間経過要因により，ストレス障害に移行する人と回復する人に分かれていく。回復を促進するために，被災者（被害者）が自ら心身反応に適切に対処するセルフケアを行い，そのセルフケアの方法を教師やスクールカウンセラーが提案しサポートする。しかし，ストレス障害に移行したとき，医療による専門家の治療が必要になる。もちろん，身近な人からのサポートも必須である。

　ここで，災害を経験しても健康な日常生活を送っている「グリーンゾーン」の子どもたち，日常生活を送ることが困難になり医療支援が必要な「レッドゾーン」の子どもたち，日常生活はなんとか送れているが，担任やスクールカウンセラーなどにより折々に個別の支援が必要な「イエローゾーン」の子どもたちがいる。心のサポート活動は，イエローゾーンの子どもたちがレッドゾーンに移行することを防ぎ，グリーンゾーンへ移行できるように支援すること，グリーンゾーンの子どもたちがイエローゾーンに移行することを防ぐこと，レッドゾーンの子どもがイエローゾーンに移行できるよう

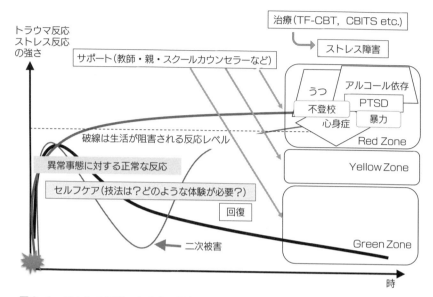

図2-1　ストレス反応・トラウマ反応の時間経過による推移（冨永，2012を一部改変）

に，医療と連携をとりながら支援することである（冨永・高橋，2009, p.50；インド洋大津波後のスリランカ支援の2005年6月20日の事前会議にて，高橋哲は教師・カウンセラー・医師の役割を三つのゾーンで説明した）。

わが国では，1995年の阪神・淡路大震災以来，セルフケアのサポート活動と治療を含めて「心のケア」と呼んでいる。

第1節　災害後のセルフケアのサポート活動

1．ディブリーフィング

1）心理的ディブリーフィング

　このセルフケアのサポート活動は，被災体験の表現をめぐって，この30年の間に大きく変わった。初めに登場したのが心理的ディブリーフィング（Psychological Debriefing）（Mitchell, 1983; Mitchell & Everly, 2001）であ

る。これは，惨事ストレスを体験した人を 72 時間以内に集め，専門家も交えたグループのなかで，個人の体験や心情を話し合うという方法である（加藤，2009）。それは，以下の導入，事実，感情，反応，症状，教育，再帰還の 7 段階からなる。

　①導入——目的，守秘など
　②事実——「あなたはその時，何をしていましたか？」
　③感情——「今，どんな考えや感情を持っていますか？」
　④反応——「今，どんな反応が起こっていますか？」
　⑤症状——「どんな症状が起こっていますか？」
　⑥教育——「自然な正常な反応ですよ」
　⑦再帰還——今後の対処を話し合う。情報提供。

　消防士など救援者が活動を終えたあと，このグループワークを行うことで，救援者のストレス障害を予防できるのではと考えた。できるだけ早期に外傷的出来事を語らせ，それに伴う感情を吐き出すことをうながした。地震によって倒壊した家屋に閉じ込められ，救出される確率は，72 時間を過ぎると著しく低下する。この身体的生命の救援と同じように，できるだけ早く被災体験を語り表現することが PTSD を予防すると考えた。阪神・淡路大震災後の心のケアには，ちょうど 1 年前に発生したノースリッジ地震後に心理的ディブリーフィングを行ったアメリカの精神保健チームが来日して，この方法を推奨した。しかし，冨永ら（1995）は，6,000 人以上が亡くなっている状況で被災体験の語りを早急に求めるのは適切ではないと考え，眠りやイライラを少しでも軽減するための方法として，リラックス動作法を提案した。
　1980 年代からこのモデルが世界を席巻して，対象を救援者だけでなく，災害被災者，交通事故の被害者などに広げていった。その後，ディブリーフィングは有効ではないとする実証的論文（Bisson et al., 1997; Mayou et al., 2000; van Emmerik et al., 2002）が相次いで報告された。明石ら（2008）は，ディブリーフィングの問題点を大きく 2 点指摘している。一つは，タイミングである。被災直後の安全が確保されていない時期に言語化することや，他

の人の語りを聞くことで，トラウマ反応がかえって強化されてしまう可能性である。もう一つは，回数である。1,2回でトラウマにアプローチするのは不可能である。

　また，2001年9月11日に発生した同時多発テロ後の臨床実践により，参加者の満足度は高いが，トラウマ症状が減衰しないことに専門家は気づいた (Shelby, 2017)。

2）インフォーマル・ディブリーフィング

　一方で，感情を閉じこめ，感情を自分のなかにしまいこむ対処が，PTSDや心身症を発症させる要因であることも指摘されている (Young, 1995)。そのため，被害者が自らのペースで，安心でき，信頼できる人に，つらかった出来事を自然に語り，感情を認めてもらう体験は，回復に寄与すると考えられる。

　Mitchellらのディブリーフィングが，訓練された専門家の主導のもとに2〜3日以内に行われるグループセッションなのに対して，同僚同士や家族と自然発生的に災害体験を語ることは，インフォーマル・ディブリーフィングと呼ばれている。加藤ら（1999）は，災害援助に携わった兵庫県内の消防署員5,103名を対象とし，震災の13カ月後の1996年2月にアンケート調査を実施した。高曝露群の職員1,752名を対象に，震災後13カ月現在と，振り返りによる震災後3カ月時点について，職場と家庭内で震災時の活動体験をどの程度話したかを，「ほとんど話さない」「少ししか話さない」「ときどき話す」「よく話す」の4段階の自己評価を求めた。また，PTSD症状を測定するIES（Impact of Event Scale）を実施し，関連を見た。話すことについての自己評価から，表出減衰群（3カ月後に比べて，13カ月後には表出量が減衰している群：65・3％），表出持続群（3カ月後も13カ月後も表出が持続している群：20・4％），表出寡少群（3カ月後も13カ月後も表出量の乏しい群：9・3％），表出増加群（3カ月後に比べて13カ月後の表出量が増大している群：5％）の4群に分け，IESの平均値を比較した。

　結果は，表出減衰群が最もIES平均得点が低く，表出寡少群が最もIES平均得点が高いことを示した。このことから，「家族や同僚に体験を語り共有することが，その後の精神的影響を緩和する効果があること，体験を話す

機会の乏しい者はメンタルヘルス上のハイリスク群であることが示唆された」と考察している。そして，「(Mitchellらの) ディブリーフィングがその効果に懐疑的な意見が多いことと，精神科的な治療法や介入を受け入れることに対する抵抗を考えると，家庭や職場での日常のコミュニケーションを大切にしておくこと，『語り合う』価値について啓蒙しておくことが大切である」と結論している。

2．サイコロジカル・ファーストエイド

1）アメリカ国立子どもトラウマティックストレスネットワークとアメリカ国立PTSDセンター版サイコロジカル・ファーストエイド

Psychological first aid (National Child Traumatic Stress Network and National Center for PTSD, 2006) を邦訳した明石ら (2008) によれば，9.11同時多発テロ発生から約1カ月半後に58人の災害精神保健の専門家が集まり，被災後4週間に行われる援助を早期介入と定義し，有効で安全な心理的介入について議論した。議論の対立点は，個人への対応を優先した臨床モデルか，集団への対応を優先する公衆衛生モデルかであった。このような議論の結果，合意を得て作成されたのが，サイコロジカル・ファーストエイド(PFA) であった。それは，急性期（災害後数日〜数週間）の災害後の心理支援のガイドラインである。

災害やテロの直後に，子ども，思春期の子ども，大人，家族に対して行うことのできる効果の知られた心理的支援の方法を，必要な部分だけ取り出して使えるように構成したものである。PFAは，八つの活動（①コンタクト，②安全と安心感，③安定化，④情報収集，⑤現実的な問題の解決支援，⑥社会的支援の促進，⑦ストレス対処の情報，⑧紹介と引き継ぎ）から構成されている。

　　①コンタクト——被災者に負担をかけない共感的な態度で手を差しのべる。自己紹介をし，今すぐに必要なことを聞く。
　　②安全と安心感——現在の安全を確かなものにする。安心感を持てるような情報を提供する。物理的な環境を少しでも快適にするためにでき

ることをする。テレビでの災害の映像を見ることを制限し，トラウマを思い出すきっかけになるものから身を守る。家族や親しい友人を亡くした被災者を支える。「やるべきこと」として，「今体験していることは起こって当然の反応であることを伝えましょう。亡くなった人を名前で呼んでください」などが，「言ってはいけないこと」として，「お気持ちはわかります。彼は楽になったのですよ」などがリストアップされている。

③安定化——情緒的に圧倒されている被災者の気持ちを鎮める。

④情報収集——被災者が今必要としていること，困っていることを把握する。具体的には「この災害で親しいかたが負傷したり，亡くなったりしましたか」と尋ねる。

⑤現実的な問題の解決支援——今最も必要としていることを確認し，必要なことを明確にし，行動計画について話し合い，解決に向けて行動する。

⑥社会的支援の促進——家族・友人など身近な支えてくれる人や，地域の援助機関との関わりを促進し，その関係が長続きするように援助する。

⑦ストレス対処の情報——苦痛を和らげ，適応的な機能を高めるため，ストレス反応と対処の方法について知ってもらう。トラウマや喪失の心理反応について説明する。

⑧紹介と引き継ぎ——さらに援助を必要とする被災者に，適切なサービスを紹介する。

2) WHO版サイコロジカル・ファーストエイド

　PFAには，WHO版 (WHO War Trauma Foundation and World Vision International, 2011) も作成されている。対象は，重大な危機的出来事にあったばかりで苦しんでいる人々であり，時期は，出来事の最中か直後。ただし，何日か何週間後になる場合もある。支援にあたっての心構えとして，以下の4点が挙げられている。

　①安全，尊厳，権利を尊重する

②相手の文化を考慮して，それに合わせて行動する
③その他の緊急対応策を把握する
④自分自身のケアを行う

PFA の内容として，以下の 5 点が挙げられている。

①良好なコミュニケーション——被災者の気持ちを理解し，落ち着いて受けとめること，話をしたい人の話を聞くこと，しかし体験したことを話すように無理強いしないこと，食事や水などの実質的な援助を行うことは，有益である。
②支援のための準備——現地に入る前に，状況について正確な情報を収集する。現地で使用できるサービスや支援を調べておく。安全と治安状況を調べておく。
③ PFA の活動原則：見る，聞く，つなぐ——「見る」は，安全確認，急を要する基本的ニーズがある人の確認，深刻なストレス反応を示す人の確認。「聞く」は，支援が必要と思われる人々に寄り添う，必要な物や気がかりなことについてたずねる，人々に耳を傾け，気持ちを落ち着かせる手助けをする。「つなぐ」は，生きていくうえでの基本的なニーズが満たされ，サービスが受けられるように手助けする。自分で問題に対処できるように手助けする。人々を大切な人や社会的支援と結びつける。
④支援の終了——援助した相手に現場を去ることを説明し，別の人が支援を引き継ぐ場合はその人を紹介する。
⑤特別な注意を必要とする可能性が高い人——子ども，健康上の問題や障害を持った人，差別や暴力を受ける恐れがある人など脆弱性の高い人々が，その人自身の力と工夫によって困難に対処できるように手助けする。

さらに，自分自身と同僚のケアについて 1 章を設け，ストレスへの対応や休息と振り返りが記載されている。

3．サイコロジカル・リカバリー・スキル

サイコロジカル・リカバリー・スキル（Skills for Psychological Recovery: SPR）は，「災害やテロが発生して数週間から数カ月の間に，子ども，若い人，大人，家族に対して行うことのできる効果の認められた心理的支援の方法を，必要な部分だけ取り出して使えるように構成したもの」（National Child Traumatic Stress Network & National Center for PTSD, 2010, p.4）と記載されている。すなわち，効果の認められた心理支援のコンポーネントより構成されている。それらのコンポーネントは以下の六つからなり，回復を促進し，自己効力感を高めることを目的としている。

① 情報を集め支援の優先順位を決める――その被災者が最も緊急に必要としていること，困っていることを理解し，優先順位を決め，SPRによる介入計画を立てる方法。
② 問題解決のスキルを高める――問題と目標を明確にし，さまざまな解決方法のアイデアを出し（ブレーン・ストーミング），それらの方法を評価し，最も役に立ちそうな解決策を試してみる方法。
③ ポジティブな活動をする――ポジティブで気分が晴れるような活動とはどのようなものか考え，それをやってみることで，気分と日常生活機能を改善する方法。
④ 心身の反応に対処する――動揺させるような状況に対する心身のつらい反応に対処し，それを和らげる方法。
⑤ 役に立つ考え方をする――苦痛を生み出す考え方を特定し，それをより苦痛の少ない考え方に置き換える方法。
⑥ 周囲の人と良い関係をつくる――周囲の人や地域の支援機関との関係を改善する方法。

また，「SPRは病理を対象としない」（National Child Traumatic Stress Network & National Center for PTSD, 2010, p.4）ため，メンタルヘルス治療ではない。最低3～5回のスキルトレーニング面接が必要であるが，複数回の接

触が難しいときには，1回の独立したセッションでも提供できる。

4．災害・紛争等緊急時における精神保健・心理社会的支援に関するIASCガイドライン

　機関間常設委員会（Inter-Agency Standing Committee）は，人道支援の連携・調整強化を求める国連総会決議46/182を受けて，1992年に設立された。IASCは，国連や国連以外のさまざまな人道支援組織のトップにより構成されている。本ガイドラインの主な目的は，「災害・紛争等の最中にある人々の精神保健・心理社会的ウェルビーイングを守り，改善するために，人道支援関係者およびコミュニティが，多セクターにわたる最低限の一連の対応を計画，構築，組織できるようにすることである」（IASC, 2007, p.7）とし，このガイドラインの読者をすべての人道支援者としている。基本原則として，以下の六つを挙げている。

　①人権および公平——人道支援者は，被災したすべての人の人権を促進し，人権侵害のリスクの高い人を保護すべきである。
　②参加——人道支援活動は，被災した人々の人道的支援への参加を，最大限促進する。
　③害を与えない——人道支援は意図せず害を与えてしまうことがあるため，文化的感受性への対応力を育み，外部評価を受け入れ，成功例についての科学的根拠に関して常に最新情報を得る。
　④利用可能な資源と能力に立脚する——現地の能力を高め，自助を支援し，既存の資源を強化する。
　⑤支援システムの統合——活動やプログラム設定は，可能な限り統合しなければならない。たとえば，性暴力被害者だけに対応するといった独立型のサービスが乱立すると，断片的なケア・システムが生まれてしまう。
　⑥多層的な支援——ピラミッド図（図2-2）に示すように，それぞれの人々のニーズに見合った，階層構造の相補的な支援を開発する。
　【基本的なサービスおよび安全】　基本的な身体的ニーズに応えるため

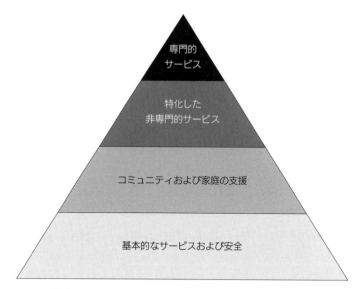

図2-2 災害・紛争時等における精神保健・心理社会的支援のピラミッド図

のサービス（食料，避難所，水，基本的な保健ケア，感染症への対応）は，食糧，保健，避難所といったセクターが提供している。精神保健・心理社会的支援での対応は，責任ある従事者によって実施されるように提言することである。

【コミュニティおよび家庭の支援】 家族の行方追跡・再会，葬式や各共同体の癒やしの儀式への支援，公的／非公的な教育活動，生計に関する活動，社会的ネットワークの活性化などである。

【特化した非専門的サービス】 研修や指導を受けた従事者による，より高度に特化した個人・家庭・集団レベルの介入支援。プライマリ・ヘルスケア従事者によるPFAも含まれる。

【専門的サービス】 日常機能において多大な困難がある，ほんの一握りの人々への支援。専門的サービスへの紹介と，プライマリケア提供者への長期的な研修およびスーパーバイズが必要である。

最低必須対応アクションシートは，①連携・調整，②アセスメント，モニタリング，評価，③保護および人権上のスタンダード，④人的資源，⑤コ

ミュニティの動員および支援，⑥保健ケアサービス，⑦教育，⑧情報の発信，⑨食糧安全および栄養，⑩避難所および仮設配置計画，⑪水および衛生，から構成されている。

5．トラウマ的な出来事に対する子どもの反応
　　――教員用マニュアル

　Kenardyら（2011）は，トラウマを受けた子どもへの教師の対応に関するマニュアルを作成している。東日本大震災後の教師向け研修会を，2014年11月に千葉大学子どものこころの発達研究センター（プロジェクト代表・松本有貴）が協働企画し，その質疑応答も含めて「大規模災害後の子どものメンタルヘルスサポート報告書」として和訳されている。本報告書は以下の4部で構成されている。

①第1部――トラウマ的出来事に対する子どもの反応：トラウマ的な出来事とは？
　　子どもと大人の脅威の認識の違い，トラウマ的な出来事に対する反応の種類，喪失と悲嘆，時間経過に伴う子どもの反応の変化，教員が知っておくべき被災前のリスク・被災関連のリスク・被災後のリスクが記載されている。また，年齢別の反応（0〜6歳，7〜12歳，13〜18歳）では，発達段階，被災後の養育環境，被災後の心理的反応，この年齢層に起こりやすい反応が，それぞれ記載されている。
②第2部――トラウマ的出来事のあとに，子どもを支援する学校や教員の役割
　　教員がクラスでできること，時間経過に伴った反応の観察，学校生活での日課の維持，トラウマ的な出来事について話す，トラウマ的な出来事や災害について児童生徒と話し合うときのアドバイス，児童生徒に期待する行動・行動の許容範囲をはっきり定める，生徒間においての「助け合い」制度，安心できる「リラクセーション」スペース，コントロール感を取り戻すために選択肢を与える，困難な状況を想定し事前に準備する，反応を誘発する可能性のある状況に対する備え，強さと前向きを強調する，望ま

しい行動・対応への支援や褒め言葉のヒント，助け合い体制作りのサポート，といった節が設けられている。

また「教員のセルフケア」の節では，教員の二次的外傷性ストレスのサイン，セルフケアのヒント，セルフケア計画（自分のストレスサイン，ストレス解消法，相談相手，1カ月のスケジュールに望ましいアクティビティを記入），心の健康に関する役立つサービスが記載されている。

トラウマ的な出来事を話すことは問題を誘発することにつながらないこと，災害から数カ月・数年経過していれば，話すことで症状を発症する可能性は非常に低い，災害直後には授業前10分間のみといった制限を設けること，話し合いを設けるときは2人の職員がいること，教員がつらい体験を話すときは冷静に話すこと，などが記載されている。

さらに，反応を誘発する可能性への備えでは，消防訓練やサイレンの試運転，洪水に関連した理科の授業などは事前に連絡しておく，と記載されている。

③第3部——子どもが特別な支援を必要とするとき

4歳，7歳，10歳，13歳，16歳の5事例について，エピソードを簡潔に記したものを参考にする。個別に支援を必要とする児童生徒について，児童生徒が安心して話ができる環境をつくり，災害後にどのような気持ちでいるか，家族や友だちのことで心配なことはないかなどを尋ね，しっかり耳を傾ける態度の例を挙げ，スクールカウンセラーなどのサポートを求める。また，専門家の支援を検討するサイン，支援を得る方法，学校が持っている情報・支援資源を利用する，専門機関の紹介など，保護者面接のヒントを記載している。

④第4部——追加情報

重度のストレス反応，PTSDの三つの症状のサイン（分離不安，パニック発作，うつ症状）を持った児童生徒の行動，危険な行動がリストアップされている。そのほか，教員がクラスでできること・ヒント集シリーズがリーフレットとして掲載されている。

6．災害・事件後の3段階心理支援モデル

　筆者は東日本大震災後に3段階心理支援モデルを岩手県教育委員会に提案した（冨永，2014）。その結果，岩手県教育委員会は2011年4月に，心とからだの健康観察プロジェクトを8年間継続することを決めた。以下に3段階心理支援モデルの要点を述べる。

①段階1（直後期・急性期）――日常性の回復と生活支援が基本
　　被災者に必要な体験は，食や睡眠など，身体の安全である。避難所では足湯やリラックス動作法，子ども遊び隊などを提供する。学校では教師研修会を開催し，学校再開から数カ月ほどまでは睡眠・イライラ・体調・食欲など，5項目ほどの基本的な健康の項目を含むストレスマネジメント授業をスクールカウンセラーが教師と協働で行い，個別に気になる児童生徒の情報交換を授業後に行う。
②段階2（半年以降）――トラウマ・ストレスの心理教育とストレスマネジメント体験を
　　大災害であれば半年以降にトラウマ・ストレスについてリーフレットを活用し学び，トラウマストレスチェックリストを活用し，リラックス法など望ましいストレス対処法を体験する。
③段階3（メモリアルの1～2カ月前）――被災体験に伴う体験の表現と服喪追悼
　　アニバーサリー反応について学び，1年（2年，3年……）を振り返る作文活動などの表現活動を行う。テーマは広く設定し，災害直後のことを書きたくない人は書かなくてよい，保護者にも1カ前にはこの活動について意見を聞く。また，事前に，つらかったこと，うれしかったこと，がんばってきたことなどメモを書く時間を取り，教師が事前に作文を書いてみての感想を伝えてみる。作文を誰が見るのかを事前に伝え，児童生徒の意見を尊重する。それぞれの活動を教師とスクールカウンセラーが協働で行う。

また，発災前ないし災害後に，日常ストレスのストレスマネジメント授業を行う。授業のテーマは「自分のストレスを知り良い対処を学ぼう」「心のつぶやきをキャッチしよう」「人間関係のストレスを考える三つの言い方」「試験をさわやかに乗りこえるためのイメージトレーニング」「上手な話の聴き方」「親と子どものストレスを考えよう」「ストレスといじめ」であり，パワーポイントで指導案を作成している（冨永，2015）。2年目から，トラウマ・ストレスのストレスマネジメント授業だけでなく，これらのストレスマネジメント授業を年間計画に取り入れて，子どもの心のサポートを展開している学校も多い。

7．震災・学校支援チーム（EARTH）ハンドブック

　兵庫県教育委員会は阪神・淡路大震災に対する国内外からの支援に報いるため，平成12（2000）年4月に震災・学校支援チームを発足した。チーム名EARTHは，Emergency And Rescue Team by school staff in Hyogoの頭文字を取った。ハンドブックは平成18（2006）年に初版が発行され，以降改訂を続け，平成28年度版（兵庫県教育委員会，2017）が最新版である。以下に目次を抜粋する。

Ⅰ章　発災～派遣まで
　(1)災害派遣の流れ，(2)派遣照会と回答，(3)派遣メンバーに選ばれた時，(4)災害派遣時の準備物チェックリスト，(5)被災地での各班の活動一覧
Ⅱ章　災害直後の被災地における活動
　(1)EARTH紹介と今後の見通し，(2)発災から平常に向けた活動の流れ，(3)避難所運営のポイント，(4)食事のポイント，(5)学校再開に向けたポイント，(6)心のケアのポイント，(7)EARTH員自身のセルフケア
Ⅲ章　学校再開後の支援のポイント
　(1)応急教育の実施について，(2)学校給食再開に向けて，(3)学校再開後の心のケア──①基本的な対応，②発達段階に応じた心のケア，③教師ならではの心のケア，④教師ができる心のケア，⑤防災教育と心のケアの融合的取組

Ⅳ章　平時の活動

(1)防災に関するキャパシティ・ビルディング，(2)講師派遣，(3) EARTH 員のスキルアップ，(4) EARTH 員としての心構えと備え，(5)「兵庫の防災教育」の推進，(6)防災体制の充実

Ⅴ章　これまでの派遣記録

(1)発災直後等の派遣（国内 10，海外 3），(2)防災教育プロジェクト等の派遣（国内 1，海外 4）

Ⅵ章　データバンク

(1)連絡先・ホームページ等，(2)救急法，(3)阪神・淡路大震災及び東日本大震災，平成 28 年熊本地震の概要と教訓等，(4)関係法令等，(5)資料及び様式集——①学校再開に向けての関係資料：a) 施設・設備の点検チェック表，b) 引き渡しカード・避難先一覧表，c) 建物被害状況チェックシートなど，②心のケア関係資料：a) 心と体の健康観察実施方法（心理教育リーフレット・各種アンケート），b) リラクセーションの実際，③避難所運営関係資料，④食の支援関係資料，⑤ EARTH 員派遣報告書（兼引継ぎ書）

Ⅶ章　事務局対応

(1)災害派遣，(2)事務局の対応

　チームは 5 班（研究・企画班，学校教育班，心のケア班，避難所運営班，食事班）から構成されている。それぞれの活動内容，関係資料があり，ユニホームも準備されている。

　Ⅴ章のこれまでの派遣記録を見ると，たとえば平成 28 年 4 月 14 日・16 日の熊本地震では，16 日には先遣隊が熊本入りしている。そして，現地で聞かれたこと，伝えてきたこと，伝えきれなかったことが箇条書きで記載されている。伝えてきたこととして，避難所になっている学校で，避難所運営について自主運営組織の立ち上げや，避難所解消を見据えた避難所運営の助言，今後予想される子どもの心のケア，教職員の心のケアについて助言したと記載されている。

第2節　子どものストレス障害への心理療法

1．Teaching Recovery Techniques（子どもたちのための集団回復プログラム）

　1998年5月，ボスニア戦争や他の紛争地で活動をしてきた6人の専門家（Patrick Smith, Atle Dyregrov, William Yule, Sean Perrin, Rolf Gjestad, Leila Gupta）が集い，戦争や災害後の子どもたちを支援する効果的な方法を協議した。開発されたのが Teaching Recovery Techniques（TRT）であり，その目的は，症状を「治療」（cure）するのではなく，子どもたちがより良い対処方略を身につけることとした（Children and War Foundation, 2017）。

　大上ら（2014）によれば，10〜15名を1グループとし，1回100分を5セッションで構成している。また，保護者向けに2回のセッションが行われる。以下がその構成である。

【TRT 日本版：子どもたちのための集団回復プログラム】
1．導入――はじめに（すごいことが起こった後の自然な反応）
2．侵入――フラッシュ（蘇る嫌な記憶，悪夢，フラッシュバック）
3．過覚醒――はりねずみ（リラックス，集中，睡眠の困難）
4・5．回避――回り道（災害を思い出させるものと直面することの恐怖や困難）

　セッションは，侵入思考や感情（悪い記憶，悪夢，フラッシュバック），過覚醒（リラックスできない，集中できない，眠れない），回避（災害のリマインダーに直面できない，恐怖）の反応を，子どもが処理できるように構成されており，さまざまなエクササイズや問題解決的アプローチ，グループでの分かち合いが取り入れられている。彼らを苦しめている侵入イメージをコントロールするためのイメージ技法や，悪夢を処理する方法，二重注意技

法，筋弛緩法や呼吸法などのリラックス法を含んでいる。また，災害について描き，書き，話すことを勧めるが，過去よりも未来を考えるように推奨している。

また，8項目版（Revised Child Impact of Event Scale: CRIES8）と13項目版（CRIES13）の，トラウマ・スクリーニングテストを開発している。CRIES8は，「1．思い出そうとしなくてもあなたの体験したことを考えてしまいますか。3．そのことについて気持ちの高ぶりが波のように襲ってくることがありますか。5．そのことを人に話さないようにしていますか」など，再体験4項目，回避4項目の，計8項目によって構成されている。

Giannopouloら（2006）は1999年のアテネ地震後，8～12歳の21名にTRTを実施し，PTSD症状が減衰したばかりか，4年後のフォローアップでも維持されていたと報告している。また，Qoutaら（2012）は，パレスチナのガザでの戦争でトラウマを経験した子ども242名に，TRTを実施した。待機群240名との比較から，男子のみにトラウマ症状得点の有意な減少が見られた。女子はベースラインですでにトラウマ症状得点は低かった。

Yuleら（2013）は，災害や戦争で傷ついた子どもを支援する，グループベースのマニュアル開発の必要性を強調している。

2．学校におけるトラウマの認知行動介入（CBITS）と，トラウマを受けた生徒のためのサポート（SSET）

CBITS（Cognitive-Behavioral Intervention for Trauma in School）は，トラウマにさらされ苦痛の症状を有する生徒のために，メンタルヘルスの専門家による使用を目的に開発された。トラウマ反応の教育，リラクセーション訓練，認知療法，実生活内エクスポージャー，トラウマエクスポージャー，社会問題解決の，六つの技法から構成されている。

一方，SSET（Support for Students Exposed to Trauma）は，CBITSをベースにした，トラウマに悩む生徒のサポートに関心がある教師やスクールカウンセラーによる使用のために開発された。このSSETは，日本語に翻訳され公開されている（Jaycox et al., 2009）。グループは6～10名，進行係1～2名が活動できる場所を確保する。10レッスンから構成されている

ため，10週連続が最適だが，現実的な対応をする。両親に事前に承諾を得る。授業時間か放課後かなど，学校事務と調整する。以下にレッスン内容を示す。

レッスン1――概要
　「このサポートグループにようこそ。皆さんがここにいるのは，全員が何らかのかたちでストレスの多い体験をしたからです。……」といったスケジュールとプライバシーの厳守を説明したのち，自己紹介，グループへの参加理由を述べ，目標設定シートと両親への手紙，が宿題として出される。

レッスン2――トラウマに対する一般的反応とリラックス方法
　宿題のおさらい，トラウマ後よくある反応について教える。不安に取り組むためのリラックス法を習得し，リラックス法を就寝前に3回することと，プリント（ストレスやトラウマの共通の反応）を両親と一緒に見ること，が宿題として出される。

レッスン3――思考と感情
　宿題の振り返り，リラックス法の進捗，恐怖度計（10点〈非常に怖い，動揺している〉～0点〈まったく怖くない，動揺していない〉），感情に影響を与える思考の例，思考と感情のつながりを学び，家庭で思考と感情を観察する練習，が宿題として出される。

レッスン4――有益な思考
　宿題のおさらい，非現実的で無益なネガティブ思考に挑戦して有益な思考に置き換えるように教える（思考は真実？　他の視点から考えて？　最悪何が起こる？　気分を良くする考えは？），ホットシート練習（動揺させた出来事を書き，ネガティブ思考と有益な思考を考える），家で行うホットシート思考，が宿題として出される。

レッスン5――恐怖に立ち向かう
　宿題のおさらい，避けることは問題を解決するどころか多くの問題を生み出す，練習課題とする恐怖を選ぶ，恐怖に立ち向かうためのステップ，不安をコントロールするための対応策（思考停止，気晴らし，前向きなイメージ），恐怖に立ち向かうワークシート，が宿題として出される。

レッスン6——トラウマ経験を語る：その1
　宿題のおさらい，トラウマについて新聞記事を書く（食べ物の消化の例え），事実に焦点を当てながらトラウマ経験を書く（誰が？　何が？　いつ？　どこで？　なぜ？　どのように？），新聞写真を描く，恐怖に立ち向かうシート，が宿題として出される。

レッスン7——トラウマ経験を語る：その2
　宿題のおさらい，パーソナルなトラウマ物語を書く（「思考や感情を含めてあなた自身の観点から書いて」），パーソナルな体験談の写真ワークシート，引き続き恐怖に立ち向かうシート，が宿題として出される。

レッスン8——問題解決
　宿題のおさらい，人間関係における問題解決の紹介，ブレーンストーミングによる解決法，意思決定の良い点と悪い点，が宿題として出される。

レッスン9——人間関係の問題とホットシート練習
　宿題のおさらい，問題解決とホットシートの練習，主要コンセプトの振り返り，評価用紙によるグループ評価（無記名）を行う。

レッスン10——将来の計画と終了式
　将来起こりうる困難な状況において，グループで学んだスキルをいかに活用できるか話し合う，新グループメンバーゲーム（グループに新しく入ってくる生徒に，みんなで役に立つことを教えてあげる），将来の計画づくり，修了式と個別評価，仕上げとお別れ。

3．トラウマフォーカスト認知行動療法（TF-CBT）

　TF-CBT（Trauma-Focused Cognitive Behavioral Therapy）は，Cohenら（2006）が開発した子どものPTSDに対する最も信頼性の高い心理療法である。トラウマに焦点を当てた10の構成要素と，悲嘆に焦点を当てた4の構成要素から構成されている。

①心理教育（Psychoeducation）——トラウマ出来事による子と親の反応は通常起こりうることと説明（正常化）し，起きたことを正確に認知できるようにする。

②養育スキル（Parenting skill）──褒めること，望ましくない行動へのタイムアウトなどの対処法，望ましい行動を増やすための随伴性強化プログラムなどを親子が学ぶ。
③リラクセーション（Relaxation）──呼吸法と漸進性筋弛緩法を親子が学ぶ。
④情動表出と調整（Affective modulation）──嫌な気持ち，良い気持ち，イライラなどの感情を同定する。就寝時トラウマ思考の侵入で圧倒されそうなときは，思考をコントロールする方法や肯定的イメージ法を身につける。
⑤認知のコーピングとプロセス1（Cognitive coping and processing1: Cognitive Triangle）──思考，感情，行動の認知のトライアングルを学ぶ。役に立つ思考を生みだす。
⑥トラウマの物語を創る（Trauma Narrative）──トラウマを語ることの意味を伝える。トラウマ的でないことから語る。
⑦認知のコーピングとプロセス2：トラウマ体験をプロセスする（Cognitive coping and processing2: Processing the Traumatic Experience）──トラウマ出来事に関わる役に立たない認知を探り修正する。
⑧生活における統御（In vivo mastery of trauma reminders）──トラウマを思い出させる安全な刺激に少しずつチャレンジし，コントロールする。
⑨子ども-養育者合同セッション（Conjoint child-parent sessions）──親子が心理教育を振り返り，子どものトラウマ・ナラティブを親が読み，開かれたコミュニケーションに取り組む。
⑩将来の安全を強化する（Enhance future safety and development）──安全スキルの育成やトレーニングにより，将来の安全を強化する。

　Jaycoxら（2010）は，2005年のハリケーン・カトリーナ後のPTSDの子どもへの心理療法の効果を検証した。ハリケーン・カトリーナの被害を受けて15カ月が経過した3校から，児童195名（4～8年生）がこの研究に参加した。そのうちPTSD症状のある118名が，TF-CBT群（60名），CBITS群（58名）に無作為に配置され，比較検討された。TF-CBTはクリニックで，CBITSは学校で行われた。TF-CBTの初回面接に来談しなかっ

た者38名，PTSD基準に合致しなかった7名，発達障害の1名が除外された。結果，TF-CBT群は14名が分析対象となった。CBITS群は1名が転校したため，57名が分析対象となった。

介入10カ月後に，両群とも有意なPTSD症状の低減が認められた。うつ症状はCBITS群のみ，有意な低減が認められた。しかしCBITS群では，57人中37人がPTSDのリスク範囲にいた。TF-CBT群では，14人中6人がPTSDのリスク範囲にいた。医療機関でのTF-CBTの参加率が低く，災害後，親が子どもに同伴してクリニックを訪問することが難しく，学校で行うCBITSのほうが受け入れられやすいことが明らかとなった。

Cohenら（2009）は，ハリケーン・カトリーナの後の子どもへの心理療法での，トラウマ・ナラティブや事例について報告している。トラウマ・ナラティブでは，ハリケーン・カトリーナの体験を語った者は少なかった。31％がハリケーン以前に経験した暴力や身近な人の死について語り，25％が嵐により家や街が破壊されたことを語り，11％がハリケーンの後のコミュニティで起きた暴力について語っていた。そして，CBITSとTF-CBTのケースを記載している。TF-CBTのケースは，父親によるDVのトラウマが詳細に語られていた。

トラウマの認知行動療法については，大澤（2012）のレビューが参考になる。性虐待を受けた子ども・青年にPTSDの発症率が高いことから，TF-CBTは主に，性虐待を受けた子どもを対象に検証されてきた。そして，災害やコミュニティの暴力による被害を受けた児童・青年に適用されてきていることが述べられている。

第3節　セルフケアのサポート活動と治療に関する考察

1．災害後の急性期の支援のあり方

アメリカ国立PTSDセンター版PFA，WHO版PFAは，いずれも，急性期（数日後から数週間）のガイドラインである。IASCガイドラインは時期を特定しておらず，すべての人道支援者および人道支援組織の支援の基本的

態度を取りまとめている。

　大規模災害での急性期には，交通の遮断のため被災地に入ることが難しい。東日本大震災ではガソリンが不足したため，被災県の内陸に飛行機などでたどり着けても，沿岸部に行く交通手段がなかった。大規模災害では，事前に政府レベルでの協定を結び，自衛隊などの緊急援助隊員と協働するチーム員として，心のケアの専門家も登録しておくことが必要であろう。

　上記二つのPFAには，支援に入る姿勢や態度について具体的に記載されており，支援者必読のガイドラインである。会話例は多く掲載されているが，技法をなるべく入れないという趣旨で作成されているため，技法はアメリカ国立PTSD版PFAにのみ，リラクセーションやグラウンディングなどが記載されている。

　一方，現実に即していない記載もある。たとえば，「自己紹介をし，今すぐに必要なことを聞く」とあるが，この時期に心理支援チームのみでの活動は，日本や中国では受け入れられない。医療支援チーム，物資供給ボランティアなどと合同で活動しなければ，被災者にアクセスすることが難しい。この時期の支援は，水，食糧など基本的生活，少しでも過ごしやすい避難所のあり方，ボランティアの受け入れ体制などの助言が求められる。

　震災・学校支援チームでは，学校教育班，心のケア班，避難所運営班，食事班の4班が，具体的な助言ができる資料を携えて支援に入っている。「必要なことを聞く」ことは当然であるが，支援できるメニューを提示し，選んでもらうほうが，被災された方の負担は少ない。

　また，子どもの支援でいえば，急性期には被災県教育委員会が，長期支援を見すえた心のサポートプログラムを作成することが重要になる。被災地の学校でストレスマネジメント授業により子どもの支援を展開しようとしても，事前の教職員やスクールカウンセラーの研修が必須である。もちろん，南海トラフ地震など災害が想定されている地域では，災害が起こる前に策定していたほうがよい。

2．被災体験の表現をめぐって

　アメリカ国立PTSDセンター版PFAの「4．情報を集める」の注意事項

として，「トラウマや喪失の体験を詳しく話すよう，圧力をかけてはいけません。逆に，被災者が自らの体験について語りたがることもあります。そのようなときには，今，一番役に立つのは，あなたの現在のニーズを知り，今後のケアの計画を立てるのに必要な必要最小限の情報を得ることなのだということを，丁寧に，敬意をもって伝えてください。今後，もっと適切な場で体験を語る機会を設けられることを伝えましょう」(National Child Traumatic Stress Network & National Center for PTSD, 2010, p. 31) と記載されている。

　被災体験を語りたい被災者は，今は語らないほうがよいとのメッセージが込められている。確かに，吹き上がるような語りや攻撃性の高い語りにただひたすら耳を傾けることが，被災者にとって必要な体験かは議論の余地がある。

　阪神・淡路大震災の2カ月後に，避難所でのリラックス動作法に訪れたある女性は，椅子に座るなり「血を抜いてください」と叫んだ。その人は幼少時に大震災に遭い，今度が二度目であった。親のことや震災での行政へ不満など，上気したまま話は途切れることなくとめどもなく続く。血の気を抜いてもらわないと，自分が保てないのだろう。今この人にとって必要な体験は，自分の話を私に聴いてもらうことではなく，私に身を任せるほどに自分を弛められることだと感じた。椅子に座ってもらって肩の開きの課題をやると，さっと動かした。「じゃ，ふわーと弛めましょう」と言っても，まったく弛められずに，また話が始まる。

　そこで，畳のある場所に誘導し，まず仰臥位（ぎょうがい）で横になってもらった。足首の弛めをやると，少し気持ちが静まったように感じた。次に，坐位での背そらせでのお任せ課題をした。身体を預けることがなかなかできなかったが，何回かやっているとふっと少し力が抜けた。そのときに，「そういえば，トイレに行くのが（震災以降）近くなったんです」と，低い口調でつぶやいた。その人が避難所を退所するときに私の仲間にお礼を言われた。「自分が自分か自分でないか，わからなくなっていた。何度も死のうと思った。あのとき，（動作法を）やってもらって落ち着いた。それで自分を見つめて生きられるようになった。これからつぶれかけた家で頑張ります」と（冨永ら, 1995）。どのような語りに耳を傾け，落ち着く体験を，どのように寄り添い提案すればいいのだろうか。

一方，東日本大震災後のリラックス動作法では，ある男性が「最近，津波の映像を見ても涙が出ないんだよね。夜も眠れないし，歩くのも難しくなったし，やる気も起きないんだよな……」と言われたので，「身体が楽になることをしてみますか？」と，被災体験の語りではなく動作法を提案した。そして，身体を弛（ゆる）められるようになると「これ，マッサージと違うね。ペースもゆっくりでやりやすい。身体が楽になって軽い感じがする」と言って座り，肩を上げ下げしたり，身体を揺らしたりして感じを確かめておられた。少しすると，津波で子どもさんを亡くしたことを話しはじめた。子どもの将来に期待していたが，残念でたまらないとも話された。私（上川）と臨床心理士は，ただひたすら，うなずくだけであった。そうすると，立ち上がり「身体が楽になったので，外に出てみる」と歩かれていかれた（2011年4月。担当上川達也）（冨永・後藤，2017，p.152）。

　冨永（2012）は，災害後のセルフケア体験のキーワードを，「安心・きずな・表現・チャレンジ」とした。そして，この順序が大切であり，「安心」「きずな」が乏しいときに，「表現」や「チャレンジ」を強いることは，二次被害を与えると考えた。

　一方，オーストラリアのKenardyら（2011）の災害後の教員をサポートするマニュアルには，被災体験の表現のページがある。トラウマ的な出来事を話すことは問題を誘発することにつながらない。災害から数カ月，数年が経過していれば，話すことで症状を発症する可能性は非常に低い。災害直後は授業前10分間のみといった制限を設けること，話し合いを設けるときは2人の職員がいること，教員がつらい体験を話すときは冷静に話すこと，などが記載されている。

　この被災体験の語りについては，PFAにもSPRにも記載がない。SPRは発災から数週間から数カ月後であるから，復旧・復興期にあたる。一方，ストレス障害の治療モデルCBITS，SSET，TF-CBTにはすべて，被災体験の語りのコンポーネントが含まれている。

3．子どもを支える教師とカウンセラーの役割

　被災体験の語りはストレス障害になったときのみ必要で，ケアとして被災

体験を語る機会を設けることは，不適切なのであろうか。

　CBITS は，メンタルヘルスの専門家が活用する，学校での集団認知行動療法であり，SSET は CBITS をベースにしながらカウンセラーや教師が行うことができるプログラムである。日本とアメリカでは教師の役割が異なる。ヤギは，「アメリカの先生は，いわゆる担当教科のスペシャリストです。……スクールカウンセラーの役割は，教育の専門家として先生をサポートするほか，生徒の学力，教育，キャリア，個人的，社会的な発展に役立つさまざまなカウンセリングと指導を行うことです」（ヤギ，2010, p.3）と記載している。災害後の心のケアや子どもの問題行動に対して，教師やスクールカウンセラーの役割は，国によってどのように異なるのであろうか。

【文献】
明石加代・藤井千太・加藤寛（2008）災害・大事故被災集団への早期介入──「サイコロジカル・ファーストエイド実施の手引き」日本語版作成の試み．心的トラウマ研究，**4**，17-26.
Bisson, J. I., Jenkins, P. L., Alexander, J., & Bannister, C. (1997) Randomised controlled trial of psychological debriefing for victims of acute burn trauma. *British Journal of Psychiatry*, **171**, 78-81.
Children and War Foundation (2017) Teaching Recovery Techniques. [http://www.childrenandwar.org/resources/teaching-recovery-techniques-trt/]（2017.10.11 確認）
Cohen, J. A., Jaycox, L. H., Mannarino, A. P., Walker, D. W., Langley, A. K., & DuClos, J. (2009) Treating traumatized children after Hurricane Katrina: Project Fleur-de LisTM. *Clinical Child and Family Psychology Review*, **12**, 55-64.
Cohen, J. A., Mannarino, A. P., & Deblinger, E. (2006) *Treating trauma and traumatic grief in children and adolescents: Treatment manual.* New York: Guilford Press.（白川美也子・菱川愛・冨永良喜監訳〈2014〉子どものトラウマと悲嘆の治療──トラウマ・フォーカスト認知行動療法マニュアル．金剛出版）
Giannopoulo, J., Dikaiakou, A., & Yule, W. (2006) Cognitive-behavioural group intervention for PTSD symptoms in children following the Athens 1999 earthquake: A pilot study. *Clinical Child Psychology and Psychiatry*, **11**, 543-553.
兵庫県教育委員会（2017）震災・学校支援チーム（EARTH）ハンドブック [http://www.hyogo-c.ed.jp/~kikaku-bo/EARTHhandbook/]（2017.10.11 確認）
IASC (2007) IASC guidelines on mental health and psychosocial support in emergency settings. [https://interagencystandingcommittee.org/mental-health-and-psychosocial-support-emergency-settings-0/content/iasc-guidelines-mental-

health〕(2017.10.9 確認)

Jaycox, L. H., Cohen, J. A., Mannarino, A. P., Walker, D. W., Langley, A. K., Genheimer, K. L., Scott, M., & Sconlau, M. (2010) Children's mental health care following Hurricane Katrina: A field trial of trauma-focused psychotherapies. *Journal of Traumatic Stress*, **23**, 223-231.

Jaycox, L. H., Langley, A., & Dean, K .L. (2009) Support for students exposed to trauma, SSET. (RAND Corporation〈2012〉トラウマを受けた生徒のためのサポート)〔https://www.rand.org/pubs/technical_reports/TR675z1.html〕(2017.10.9 確認)

加藤寛(2009)消防士を救え！――災害救援者のための惨事ストレス対策講座．東京法令出版

加藤寛・岩井圭司・飛鳥井望・三宅由子(1999)非常事態ストレスと災害救援者の健康状態に関する調査研究報告書――阪神・淡路大震災が兵庫県下の消防職員に及ぼした影響．兵庫県精神保健協会こころのケアセンター〔https://web.pref.hyogo.lg.jp/kk41/documents/000038204.pdf〕(2017.10.9 確認)

Kenardy, J. A., De Young, A., Le Brocque, R. M., & March, S. (2011) *Childhood trauma reaction:Teacher manual*. The Queensland Government Natural Disaster Response.（千葉大学子どものこころの発達研究センター・プロジェクト代表・松本有貴〈2015〉大規模災害後の子どものメンタルヘルスサポート報告書）

Mayou, R. A., Ehlers, A., & Hobbs, M. (2000) Psychological debriefing for road traffic accident victims. *British Journal of Psychiatry*, **176**, 589-593.

Mitchell, J. T. (1983) *Guidline for psychological debriefing: Emergency management course manual*. Emmitsburg: Federal Emergency Management Agency Emergency Management Institute.

Mitchell, J. T. & Everly, G. S. (2001) *Critical incident stress debriefing*. Ellocott City: Chevron Publishing Corporation.（高橋祥友訳〈2002〉緊急事態ストレス・PTSD 対応マニュアル――危機介入技法としてのディブリーフィング．金剛出版）

National Child Traumatic Stress Network & National Center for PTSD (2006) *Psychological first aid : Field operations guide 2nd ed*.（兵庫県こころのケアセンター訳〈2011〉災害時のこころのケア――サイコロジカル・ファーストエイド．実施の手引き〔第2版〕）〔http://www.j-hits.org/psychological/〕(2017.10.9 確認)

National Child Traumatic Stress Network & National Center for PTSD (2010) *Skills for psychological recovery: Field operations guide*.（兵庫県こころのケアセンター訳〈2011〉サイコロジカル・リカバリー・スキル――実施の手引き）〔http://www.j-hits.org/spr/index.html〕(2017.10.9 確認)

大上真礼・川﨑舞子・髙木郁彦・樋口紫音(2014)災害対策の心理教育カリキュラム開発の可能性――子どものトラウマからの回復支援プログラムの最適化をめざして．東京大学大学院教育学研究科附属学校教育高度化センター, pp.139-159.

大澤香織(2012)児童・青年期のトラウマに対する認知行動療法の展望．甲南大学紀要文学編, **162**, 101-109.

Qouta, S. R., Palosaari, E., Diab, M., & Punamaki, R. (2012) Intervention effectiveness among war-affected children: A cluster randomized controlled trial on improving mental health. *Journal of Traumatic Stress*, **25**, 1-11.

Shelby, J.（2017）世界各国での子どもたちへの支援の実際や課題．日本心理臨床学会被災者支援委員会企画　第3回被災者支援研修会基調講演

冨永良喜（2012）大災害と子どもの心――どう向き合い支えるか．岩波書店

冨永良喜（2014）災害・事件後の子どもの心理支援――システムの構築と実践の指針．創元社

冨永良喜編（2015）ストレスマネジメント理論によるこころのサポート授業ツール集．あいり出版

冨永良喜・後藤幸一（2017）アウトリーチにおける動作法・ストレスマネジメント・心理教育．小澤康司・中垣真通・小俣和義編．緊急支援のアウトリーチ――現場で求められる心理的支援の理論と実践．遠見書房，pp.150-158．

冨永良喜・三好敏之・中野弘治（1995）からだは語る・からだに語る．リハビリテイション心理学研究，**21**，57-90．

冨永良喜・髙橋哲（2009）心のケアとは．杉村省吾・本多修・冨永良喜・高橋哲編．トラウマとPTSDの心理援助――心の傷に寄りそって，金剛出版，pp.47-55．

van Emmerik, A .A. P., Kamphuls, J. H., Hulsbosch, A. M., & Emmelkamp, P. M. G. (2002). Single session debriefing after psychological trauma: A meta-analysis. *Lancet*, **360**, 766-771.

World Health Organaization, War Trauma Foundation and World Vision International（2011）*Psychological first aid: Guide for field workers.* Geneva: WHO.（独立行政法人国立精神・神経医療研究センター，ケア・宮城，公益財団法人プラン・ジャパン〈2012〉心理的応急処置（サイコロジカル・ファーストエイド：PFA）フィールド・ガイド）[http://saigai-kokoro.ncnp.go.jp/who.html]（2017.10.9取得）

ヤギ・ダリル・タキゾウ（2010）日本と米国におけるキャリア教育――学校と仕事をつなぐ．ビジネス・ラバー・トレンド，**3**，2-5．

Young, A.（1995）*Harmony of illusions: Inventing post-traumatic stress disorder.* Princeton: Princeton University Press.（中井久夫ほか訳〈2001〉PTSDの医療人類学．みすず書房）

Yule, W., Dyregrov, A., Raundalen, M., & Smith, P. (2013) Children and war: Past and present. The work of the Children and War Foundation. *European Journal of Psychotraumatology*, **4**, 1-8.

第3章 災害後の時期に応じた子どもの心理支援
—— 5言語（日本語・英語・中国語・台湾語・インドネシア語）の専門家を対象とした国際調査研究から

— 研究代表：冨永良喜 —

第1節　災害後の子どもの心理支援の課題

　災害後，子どもはストレス反応やトラウマ反応を示す。そして，回復する者と，ストレス関連障害やPTSDになる者に分かれていく（Kessler et al., 1995）。

　PTSDのリスク要因は，災害前，災害時，災害後の三つのカテゴリーに分けられる。災害前要因としては，虐待やいじめ，交通事故などのトラウマ体験がある。また，海馬の体積が小さいほどPTSDになりやすいことが，ベトナム戦争の双子の研究（Gilbertson et al., 2002）から報告されているように，素因としての脆弱性因子も指摘されている。災害時要因として，倒壊した建物に閉じ込められた，津波に呑み込まれかろうじて助かったなどの曝露の程度，身近な人の喪失，語り難い出来事などが指摘されている。Kesslerら（1995）は，出来事によってPTSDの有病率が異なることを報告しているが，語り難い出来事である性犯罪被害は，有病率が50％以上と高率であることが指摘されている。災害後から復興過程でのリスク要因は，社会的支援の少なさ，親の離婚やアルコール依存などによる二次被害が指摘されている。また，内的要因としては，自責感などの否定的認知や強い回避反応も，リスク要因と考えられている（Brewin et al., 2000）。

　災害後の子どもの心理支援にあたっては，「理論」「方法」「支援システム」の三つを考慮する必要がある（冨永，2014）。「理論」とは，回復とストレス障害を分ける要因に関する仮説である。「方法」とは，具体的な実践である。

しかし，優れた理論と方法論があっても，子どもを支援する人材がいなければ効果的な支援はできないため，「支援システム」を考慮する必要がある。

1．理論

1）被災体験の表現

災害後の心理支援に関する一つ目の理論的課題は，「被災体験の表現」である。1995年1月17日に発生した阪神・淡路大震災では，なるべく早く被災体験を語り描くことをうながすディブリーフィングが推奨された。その後ディブリーフィングは，効果がないばかりか，回復を遅らせるとの報告がなされた（van Emmerik et al., 2002）。かわりに，急性期のモデルであるサイコロジカル・ファーストエイド（PFA）が登場し，現在に至っている。中長期の心理支援のガイドラインであるサイコロジカル・リカバリースキル（SPR）には，被災体験の表現のコンポーネントは含まれていない。

一方，ストレス障害の治療法である長時間エクスポージャー療法（Foa et al., 2007）や，トラウマフォーカスト認知行動療法（TF-CBT）（Cohen et al., 2006）では，被災体験の表現は主要なコンポーネントである。

では，西洋の心理支援の専門家は，災害から1年以上の時期に被災体験の表現活動を学校で行うことに関して，どのような考えを持っているのであろうか。これが，本調査研究で明らかにしたい疑問の一つである。

2）防災教育

理論的課題の二つ目は，防災教育である。防災教育とは災害から命を守る教育であるが，被災地での防災教育はトラウマ記憶のトリガーとなるため，文部科学省（2014）のガイドラインでは，学校再開直後は避難訓練をやってはいけないとしている。おそらく，アメリカ国立PTSDセンター版PFAのコンポーネントの，「2．安全と安心：さらなるトラウマ体験とトラウマを思い出させるきっかけから身を守る」を参考にしていると考えられる。しかし，余震からどう身を守るかといった防災教育は命を守る教育として行わなければならず，被災地の教職員は葛藤を抱えている。

現に，東日本大震災被災地では，避難訓練や防災学習により泣くなどの心

身反応を示す子どもがいることが，被災地の養護教諭を対象とした調査研究でも報告されている（日本心理臨床学会支援活動委員会，2014）。一方，学校再開後すぐに避難訓練を行ったが，強い心身反応を示す子どもがほとんどいなかった小学校があった。避難訓練の指導者は，前日にクラス単位で避難経路を散策するなど，子どもの心理に配慮した活動を取り入れていた。このことから，被災地での防災教育は，心理支援とセットで展開する必要性があると考えるに至った（冨永，2014）。

2．方法

災害後の心理支援の理論的課題として2点を挙げた。では，具体的にどのような方法で子どもたちを支援するかが，次の課題である。

方法論には「集団」と「個人」の二つの対象がある。「集団」では，クラスワイドの活動で，ストレスやトラウマの心理教育や，ストレスチェックやストレスマネジメントなどがある。一方，「個人」へは，家族を亡くした子ども，転居した子ども，災害時幼児であった子どもなど，特別なケアが必要な子どもへの支援方法である。

3．支援システム

理論と方法があっても，支援する人材がいなければ何もならない。そこで，支援システムを考える必要がある。支援システムには主に二つのコンポーネントがある。一つは，教師や保護者へのストレスやトラウマの心理教育や望ましい関わり方のトレーニング，もう一つは，被災地への心理士や医師などの派遣チームの組織化と支援者支援である。

教師の役割は西洋とアジアでは異なる。西洋では教科教育しか担当しないが，アジアでは教育相談や生徒指導を教師が担当している。中国は四川大地震後に中国科学院心理学研究所の研究者が指導者となり，道徳教師に心理健康教育を研修し，心理健康教育師を養成していった。科目も，道徳とは別に「心理健康教育」という科目を独立させた（遊，2013）。日本では，ストレスチェックやストレスマネジメントが，スクールカウンセラーの業務として明

文化されたが（文部科学省，2017），心の健康教育は保健体育に位置づけられており，小学校6年間でわずか4時間，中学校3年間でも3時間しか授業のコマがない。オーストラリアでは，教師は災害後特に重要な役割を果たすため，教師研修のガイドラインが作成されている（Kenardy et al., 2011）。インドネシア・アチェでは，インド洋大津波の前にも，学校には教師カウンセラーが常駐していたが，主に進路指導と生徒指導を担当していた。また，アチェは厳格なイスラム教を信仰している者が90％以上で，それぞれの地域において文化や宗教が異なっている。そのため，文化や宗教と心のケアの関係も重要である（冨永・高橋，2005）。

本調査の目的は，数カ国地域の専門家を対象に，災害（地震・津波・台風・ハリケーン・竜巻・洪水などの自然災害や，テロや大事故などの人的災害）の後，子どもの心理的回復と成長をうながすために必要な支援のあり方を明らかにすることである。調査協力者は，災害後の子どもを支援してきた五つの言語の教師や心理士，医療スタッフである。

第2節　研究方法

1．調査協力者

災害支援を経験したことのある専門家，5言語，計145名であった。調査協力者は，共同研究者とその推薦者とした。研究代表者から共同研究者にインターネットアンケートにアクセスできるURLを記載したメールを配信した。男女比は女性が男性の約2倍であった。平均年齢は台湾が最も若かった。職種は心理士が3分の2を占めていたが，中国，台湾，インドネシアは，教師でありカウンセラーである調査協力者が多かった。特にインドネシアは，全員が教師カウンセラーであった。英語圏の国は，アメリカ，オーストラリア，カナダなどであった（表3-1）。

表3-1　調査参加者の人数・性別・年齢・職種

	人数	男	女	平均年齢	SD	教師	心理士	医師	社会福祉士	その他
日本語	35	13	22	45.5	9.2	5	24	2	1	3
英語	20	7	13	52.2	12.3	3	10	1	3	3
中国語	34	15	19	42.8	10.1	8	24	2	6	1
台湾語	34	11	23	40.4	9.8	11	25	0	4	0
インドネシア語	22	2	20	48.6	8.5	22	22	0	0	0
合計	145	48	97	45.1	10.5	49	105	5	14	7

2．調査内容

　調査内容は，回答者のプロフィールと，活動項目25問である。項目は，時期（発災から学校再開，学校再開から半年後，半年後から10年後など）に応じて構成した。一つの質問は，テーマ，時期，活動内容から構成した。項目は三つの大カテゴリーと，二つの下位カテゴリー（理論では「被災体験の表現」と「防災教育と心理支援」，方法では「集団へのアプローチ」と「個人へのアプローチ」，支援システムでは「教師・保護者トレーニング」と「派遣チーム」）で構成した（表3-2）。

　質問項目は冨永が原案を示し，プロジェクト研究科教員会議にてワーディングの修正を行い，決定した。英語への翻訳は，アメリカで20年間心理士として活動している河瀬さやかが担当し，Douglas Walkerにより英文が精査された。中国語・台湾語は，中国人で日本の臨床心理士第一号の吉沅洪が翻訳し，台湾語は頼念華が校閲した。インドネシア語は，インドネシアに40年以上住んでいる通訳者のKumiko Pulukadangが翻訳した。

　調査協力者は，これまで経験したすべての災害を考慮して，各「活動」に対して「賛同しない（0）～賛同する（10）」の11の数字から一つを選び，その理由を書くように求めた。

3．手続き

　調査はインターネットで回答を求めた。インターネットアンケートはCbase 社が作成した。回答は，中断しても再び回答できるように設計した。実施期間は 2016 年 5 月 15 日～2016 年 7 月 31 日であった。ただしインドネシア・アチェのみ，2016 年 5 月 16 日にアチェのホテルの会議室にて，紙媒体で回答を求めた。
　本研究の倫理的科学的妥当性は，兵庫教育大学研究倫理審査委員会（平成 28 年 3 月 2 日第 17 号）にて承認された。

4．統計的解析

　プロフィールの基礎統計や評価得点の統計的分析には，1 要因分散分析と Tukey 法による多重比較を，Windows10 により SPSS23 を用いた。また，コメントは，KH Coder（樋口，2014）によるソフトウエアプログラムで，テキストマイニングにより分析した。さらに，評定の高低や言語を外部変数として，共起ネットワークを作成した。高／低評定や言語に集まっている「語」を KWC コンコーダンスにより検索し，代表的なコメント集を作成した。

第 3 節　結果

1．理論的課題——被災体験の表現

1）Q2：避難所にいる子どもに被災したときの経験を絵に描いたり，お話できるように，うながす活動をします——学校再開前の避難所での被災体験の表現

　活動評点をデータとし，言語を要因とした 1 要因分散分析の結果，言語の効果は有意であり（$p < .001$），多重比較の結果，日本語が平均評点 2.09 と

表3-2 25の

大カテゴリー	サブカテゴリー	Qn.	期間	テーマ	質問（期間：①発災から学校ら10年後まで）
理論	被災体験の表現	Q2	①	被災体験の表現	避難所にいる子どもに被災した
		Q6	②		なるべく早い時期に、学級単位
		Q18	④		災害から今までの体験を、各児とセットで行います。
	防災教育と心理支援	Q9	②③④	防災教育と心理支援	防災教育と心理支援を融合した
		Q24	④		心理支援を取り入れた「語り継
方法	集団へのアプローチ	Q7	②③④	健康チェックとストレスマネジメント	睡眠・食欲・体調・イライラなレスへの対処法を学びます。
		Q12	③④	トラウマストレスチェックとストレスマネジメント	リラックス法などのストレスマから10年間、被災地の子ども
		Q4	①	長期支援体制	被災地の教育委員会は、心理専トレスマネジメント授業計画を
		Q16	④	アニバーサリーへの対処	アニバーサリーのトリガーと反
		Q17	④	回避への段階的エクスポージャー	災害を連想させる場所やものや教え、避けていることに少しず
		Q19	④	級友の喪の作業	クラスメイトが亡くなった学年
		Q20	④	日常ストレスマネジメント	あなたは、試合や試験を乗り越クショップ）をします。
	個人へのアプローチ	Q8	②③④	カウンセリングと心理療法	スクールカウンセラーはストレ
		Q10	②③④	家族を亡くした子ども支援	家族を亡くした子どもが、日常えられるように支援しつづけま
		Q15	③④	転居児童支援	被災地から転居した子どもへの
		Q21	④	いじめ暴力	子どもがいじめや暴力や非行をらを考慮した対応をします。
		Q22	④	災害時幼児支援	災害のとき幼児だった子どもに
支援システム	教師・保護者トレーニング	Q5	①②③④	教師研修	教員へのサポートは、心理教育を提供します。
		Q11	②③④	教師の役割	教師はカウンセリングやストレ
		Q23	④	教師の分かち合い	教師が、災害ストレスについて解し合えるようにサポートしま
		Q14	③④	保護者支援	保護者が子どもに適切に関わや、スクールカウンセラーとの
	派遣心理支援チーム	Q1	①②③④	派遣心理支援チーム	外部の心理支援チームは、被災と一緒に活動します。
		Q3	④	支援者の支援	被災者と関わるなかで経験する体制に参加します。
		Q13	③④	教育心理医療連携	教師による心理社会的サポート、た支援体制と連携システムを作
		Q25	④	事前の派遣チーム	次の大災害に備えて、教育と心に訓練をします。

活動質問項目

再開まで，②学校再開から発災6カ月後まで，③発災 6カ月後から1年後まで，④発災1年後か

ときの経験を絵に描いたり，お話できるように，うながす活動をします。
で，災害の体験についての語り合いや絵に描いて表現し，分かち合います。
童生徒のペースを尊重し，作文や絵で表現し分かち合う活動を，心理教育とストレスマネジメント
活動をします。たとえば，避難訓練でドキドキしたときに落ち着く方法を子どもたちは学びます。
ぎ」の防災教育を行います。
ど少ない項目の健康チェックを提供し，子どもたちは眠れないときのリラックス法など，日常スト
ネジメントと，ストレスとトラウマの心理教育と，トラウマストレスチェックを，年に1回，5年
に実施します。
門家や医師と共同で，5年から10年間にわたるカウンセラーの支援体制やストレスチェックやス
作ります。
応およびその対処法を子どもたちや保護者に教えます。
学習教材を使いたくないといった回避行動の説明と回避し続けることの影響を，子どもや保護者に
つチャレンジする活動を提案します。
では，小学校，中学校の卒業式などの機会を大切に，亡くなった友だちを偲ぶ活動をします。
えるストレスマネジメント，アサーショントレーニング，思考と感情と行動の仕組みの授業（ワー
ス関連障害の子どものカウンセリングや心理療法をします。
生活（食，睡眠，学習，遊び）をうまくできるように，そして，悲嘆（グリーフ）を適切にのりこ
す。
心理支援活動をします。
したとき，災害や暴力によるトラウマや悲嘆がそれらの行動の背景に潜んでいることがあり，それ
対しても，災害後の心のサポートを学校で行います。
やセルフケア（リラックス法，呼吸法，瞑想，エクササイズ）やコンサルテーション（質疑応答）
スマネジメント授業をスクールカウンセラーの助言のもとに行います。
学び，語り，分かち合う研修会をサポートします。被災した教師と被災していない教師がお互い理
す。
れるように，また保護者自身のセルフケア促進のために，保護者へのストレスマネジメント研修会
カウンセリングなどによって保護者を支援します。
地の教師やカウンセラーを支援し，直接子どもを支援したいときは，被災地の教師やカウンセラー
支援者の二次受傷と支援者間の傷つけを予防し対応する学会・国レベルのチーム体制を整え，その
スクールカウンセラーによるカウンセリング，医療機関による治療といった，子どもの状態に応じ
ります。
理と医療の専門家チームを国や省（県）のレベルで立ち上げます。支援プログラムを作成し，平時

表3-3　被災体験の表現の活動評点の1要因分散分析

質問番号 時期	テーマ	言語	人数	平均値	標準偏差	F値	p値
Q2 発災から学校再開まで	避難所・被災体験表現	日本語	35	2.09	2.68	40.804	.000
		英語	18	5.50	3.01		
		中国語	32	4.97	3.02	日本語＜英語，中国語，台湾語，インドネシア語	
		台湾語	34	8.32	1.98		
		インドネシア語	21	9.43	0.87	英語＜台湾語，インドネシア語	
		合計	140	5.80	3.62	中国語＜台湾語，インドネシア語	
Q6 学校再開から半年後まで	学校再開被災体験表現	日本語	35	2.54	2.67	31.877	.000
		英語	18	6.44	2.45		
		中国語	34	6.18	2.89	日本語＜英語，中国語，台湾語，インドネシア語	
		台湾語	34	8.56	1.94		
		インドネシア語	18	8.78	2.07	英語＜台湾語，インドネシア語	
		合計	139	6.22	3.40	中国語＜台湾語，インドネシア語	
Q18 1年後から10年後の間	1年後被災体験表現	日本語	35	7.97	2.65	3.059	.019
		英語	19	9.00	1.53		
		中国語	34	9.21	1.27		
		台湾語	34	9.15	1.05	日本語＜中国語，台湾語	
		インドネシア語	21	9.00	1.14		
		合計	143	8.83	1.74		

最も低く，日本語と他の4言語の間に有意な差が見いだされた。中国語（4.97）と英語（5.50）は，台湾語（8.32）・インドネシア語（9.43）との間に有意な差が見いだされた（表3-3）。すなわち，日本語・中国語・英語はQ2の活動には不同意で，台湾語・インドネシア語は賛同であった。

　Q2のコメントを，KH Coderにより，共起ネットワークを作成した（図3-1）。活動への評定を0～3,4～7,8～10の3群に再コード化し，評定を外部変数とした。0～3は45名，4～7は31名，8～10は64名であった。円の大きさは，語の出現頻度を示している。3群に共通の語は，「子供」

第3章 災害後の時期に応じた子どもの心理支援　53

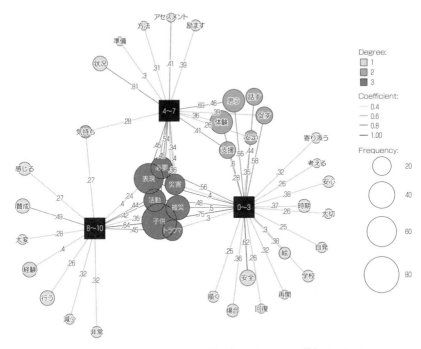

図3-1　Q2（被災体験の表現・避難所）のコメントの共起ネットワーク

「表現」「トラウマ」「活動」「被災」などであった。評定の低い群には「安心」「安全」「時期」「寄り添う」などが集まった。評価の高い群には，「賛成」「非常」「減少」などが集まった。

「安全」が低い評定（0～3）に集まった語の一つであったため，KWCコンコーダンスにより検索すると，「安心・安全な場で行えること」（P2，日本語，1点）[*1]，「安心安全が保たれてない段階で」（P3，日本語，0点），「安全の再確立」（P53，英語，1点），「安全と安定をまず保障」（P42，英語，3点），「安定かつ安全な枠組みがなければ，子どもに被災体験を描出してもらうのはまずいと思う，二次被害になりやすい」（P84，中国語，1点），「安心・安全が保たれていない段階での侵入的な表現活動は，かえって回避を強める」（P3，日本語，0点）とあった。すなわち，「安全・安心」

---

*1　カッコ内は，調査協力者番号，言語，活動評点を順に示している。

の体験がまず必要な体験であり、災害後早期に被災体験の表現を強いるのは良くないと、日本語、英語、中国語の多くの専門家は考えていた。また、「早期のディブリーフィングは子どもにも大人にも勧められない」(P53、英語、1点)と、ディブリーフィングに言及したコメントがあった。Q2がディブリーフィングを連想させる質問であることが、このコメントからも確認できた。

では、この時期、子どもたちにはどのような体験が必要なのであろうか。「家族との再会、日常の規則正しい活動と安全の再確立、対処スキルといった基本的ニーズに焦点を合わせる必要がある」(P53、英語、1点)、「身体的な健康の安全と安定を、まず保証しなければならない。安全と対処スキルが第一」(P42、英語、3点)、「寄り添うことが一番良いと思う」(P62、中国語、0点)とあった。すなわち、大規模災害では、災害発生から3カ月は安全・安心が第一に必要で、家族との再会、日常の規則正しい生活、災害後の日常ストレスへの対処スキルといった体験が必要だと考えられる。

一方、高い評価点に集まっている語の一つである「賛成」で検索すると、「非常に賛成。同活動は災害地にとって支援になる」(P135、インドネシア語、10点)、「賛成理由としては、芸術や言葉を媒介して過去を振り返ることと、被災したその時点の感覚を感じることができる」(P99、台湾語、10点)などが見られた。「減少」で検索すると、「生徒たちが経験した災害からのトラウマを、減少することができる」(P132、インドネシア語、10点)が見られた。

2) Q6：なるべく早い時期に、学級単位で、災害の体験についての語り合いや絵に描いて表現し、分かち合います――学校再開後できるだけはやく被災体験の表現をうながす

1要因分散分析の結果、言語の効果は有意であり（$p < .001$）、Q2とまったく同じ結果を得た。英語と中国語は、平均評点がQ2と比べて約1点高くなっているが、統計的結果はQ2と同じであった（表3-3）。

Q6のコメントの共起ネットワークは、0〜3は34名、4〜7は37名、8〜10は68名であった（図3-2）。3群に共通の語は、「子供」「表現」「活動」であった。評定の低い群には、「早い」「自然」「可能」「再開」「危

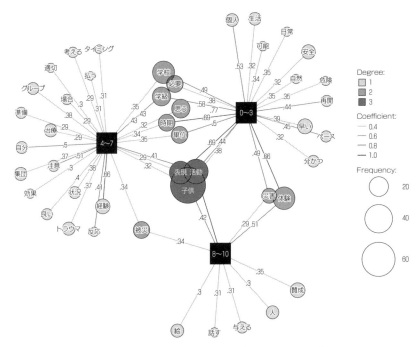

図 3-2　Q 6（被災体験の表現・学校再開直後）のコメントの共起ネットワーク

険」「安全」などが集まった。評価の高い群には，「賛成」「話す」「絵」などが集まった。

　KWC コンコーダンスにより「早い」を検索すると，「学級単位での早い時期での表現活動は，疑問に思う」（P 9，日本語，3 点），「早い段階で表現してもらうのは不適切だと思う」（P76，中国語，3 点）が見られた。「可能」で検索すると，「集団で表現するのは二次受傷を起こす可能性がある」（P84，中国語，0 点），「大きな集団での表現と分かち合いは，生じる可能性のある危険に対する深い配慮が必要」（P21，日本語，2 点）が見られた。「ペース」で検索すると，「彼ら自身好きな方法とペースで表現してもらうべきだ」（P76，中国語，3 点），「個々のペースに合わせずに体験を暴露する経験になりかねない」（P13，日本語，2 点）が見られた。すなわち，日本語，中国語の専門家は，被災体験を表現し分かち合うことは大切であるが，個人のペースを尊重し，日常生活を安全に規則正しく送ることを支援するこ

とが大切だと考えていた。また，英語の専門家のコメント「被災体験の表現は，ストレス障害になったときに，個人には TF-CBT（トラウマフォーカスト認知行動療法）や CBITS（トラウマ認知行動介入）を，学校の教室でない部屋で行う」（P53，英語，0点）から，被災体験の表現は治療のコンポーネントとして行われると考えていた。

　一方，高い評価点に集まっている語の一つである「賛成」を検索すると，「非常に賛成。表現・絵を通じて子どもたちは体験を皆とシェアすることができる」（P135，インドネシア語，10点），「賛成。ほかの人たちの体験談や，お話をしたり絵を描いたりして共有することは，すばらしい活動」（P138，インドネシア語，8点）などが見られた。

3）Q18：災害から今までの体験を，各児童生徒のペースを尊重し，作文や絵で表現し分かち合う活動を，心理教育とストレスマネジメントとセットで行います——1年後からの被災体験の表現

　1要因分散分析の結果，言語の効果は有意であり（$p < .05$），多重比較の結果，日本語（7.89）と中国語（9.21），台湾語（9.15）の間に有意な差が見いだされた（表3-3）。しかし，日本語の平均評点も8点に近く，高かった。すなわち，1年後以降は被災体験の表現は，英語圏の専門家も含めて賛同する活動であった。

　Q18のコメントの共起ネットワークは，1〜4の評点をつけた者はおらず，0は2名，5〜7は21名，8〜10は120名であった（図3-3）。0の2名はいずれも日本語圏の専門家であった。3群に共通の語は，「心理」「ペース」「必要」「尊重」であった。評定の高い群には，「重要」「体験」「トラウマ」などが集まった。

　KWCコンコーダンスにより「重要」を検索すると，「回復へのステップとして重要」（P50，英語，10点），「とても重要な心理アセスメントのチャンス」（P83，中国語，10点），「皆で『分かち合う』体験が，また別の意味で非常に重要」（P6，日本語，10点）などが見られた。「体験」で検索すると，「災害体験と心理教育・ストレスマネジメントをセットで行う意義は大きい」（P1，日本語，10点），「被災地の支援校で，被災体験に対する緩やかな曝露法としての『表現活動』を，毎年行っている」（P2，日本語，10

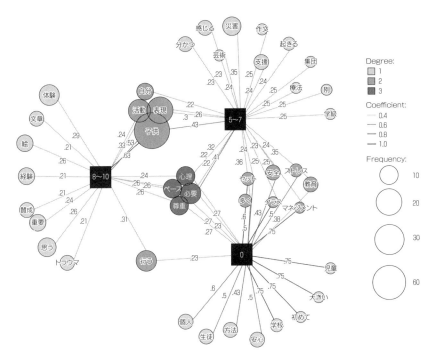

図 3-3　Q18（被災体験の表現・1 年後から）のコメントの共起ネットワーク

点）などが見られた。「絵」で検索すると，「文章にしたり絵を描いたりして，子どもたちは彼らが体験した災害後のトラウマを表現することができる」（P135，インドネシア語，10 点），「作文や絵は，個人内の整理にはとても重要」（P 6，日本語，10 点）などが見られた。「賛成」で検索すると，「それが心理教育，瞑想のレッスン，呼吸法，トリガー，不安，悲嘆を含むより大きな介入プログラムの一部であるなら，賛成」（P54，英語，10 点）が見られた。

　すなわち，英語圏の専門家も，1 年後以降は被災体験の表現は大切であり，特に心理教育やストレスマネジメントを含むプログラムのなかで行うべき，と考えていた。台湾語圏とインドネシア語圏の専門家は，災害直後からの被災体験の表現を重視しており，1 年後以降の被災体験の表現についても賛同していた。

2．理論的課題——防災教育と心理支援

1）Q9：防災教育と心理支援を融合した活動をします。たとえば、避難訓練でドキドキしたときに落ち着く方法を子どもたちは学びます——防災教育と心理支援の融合

1要因分散分析の結果、言語の効果は有意差が見られなかった。平均評点は 8.78～9.63 と高かった（表3-4）。Q9のコメントの共起ネットワークは、図3-4のとおり。

日本語に集まった語うち、「反応」を検索語とすると、「過去の事例からも、そうした視点に欠けたため、トラウマ反応の再燃を引き起こす危険があるため」（P17、日本語、10点）、「災害が想起されて不安でドキドキする場面であっても、対処法を使えばコントロールできた体験は主体性の回復につながり、回避反応から抜け出すうえで重要な意味を持つと考える」（P34、

表3-4　防災教育と心理支援の活動評点の1要因分散分析

質問番号 時期	テーマ	言語	人数	平均値	標準偏差	F値	p値
Q9 学校再開から10年後の間	防災心理支援	日本語	35	9.63	0.88	2.435	.050
		英語	18	8.78	1.44		
		中国語	34	9.50	0.83		
		台湾語	34	9.15	1.31		
		インドネシア語	19	9.26	0.73		
		合計	140	9.32	1.07		
Q24 1年後から10年後の間	語り継ぐ防災	日本語	35	8.46	1.96	.958	.433
		英語	17	8.06	2.01		
		中国語	34	8.91	1.40		
		台湾語	34	8.62	2.03		
		インドネシア語	18	9.00	0.84		
		合計	138	8.63	1.75		

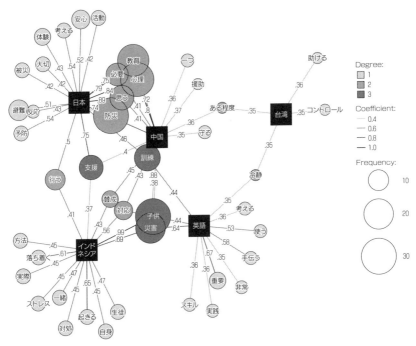

図3-4 Q9（防災教育と心理支援）のコメントの共起ネットワーク

日本語，8点）が見られた。

中国語に集まった語のうち，「守る」を検索語とすると，「子どもの自分を守る自信とコントロール感を，アップできると思う」（P74，中国語，8点），「防災教育と心理支援がとても必要で，災難が来ても子どもを冷静に保って，被害から守ってくれる」（P71，中国語，10点）が見られた。

インドネシア語に集まった語のうち，「起きる」を検索語とすると，「部屋の鍵を閉めないなど兄弟姉妹や母親と一緒に寝ることによって，もし地震が起きても安心感を持っていられる」（P125，インドネシア語，9点），「自身を落ち着かせる方法を知っていることによって，実際に災害が起きても，彼らはきちんと対応することができる」（P132，インドネシア語，9点）が見られた。

台湾語に集まった語は「コントロール」と「助ける」であったため，この

語で検索すると,「未知の状況にある程度のコントロール感を持てる」(P101, 台湾語, 10点) と,「避難するときに落ち着いて冷静な判断力によって, 自分を助ける」(P106, 台湾語, 10点) が見られた。

英語に集まった語のうち「重要」で検索すると,「子どもたちが災害時と災害後に冷静さを求めて, それらを見いだすのを手伝うことは, 彼らの健康に極めて重要だった」(P51, 英語, 9点) や,「これらが重要であるということは同意するが, 再び, 定期的にはなされない」(P43, 英語, 7点) が見られた。

2) Q24：心理支援を取り入れた「語り継ぎ」の防災教育を行います——語り継ぐ防災教育

1要因分散分析の結果, 言語の効果は有意差が見られなかった。平均評点は8.06〜9.00と高かった（表3-4）。Q24のコメントの共起ネットワークは, 図3-5のとおり。

日本語に集まった語のうち,「語り継ぐ」を検索語とすると,「語り継ぐことも, 忘れずに教訓にするために重要だと思うが, 心理支援を取り入れれば付加価値が増し, とても有意義な活動だと思う」(P1, 日本語, 10点),「こうした作文を残すことによって, 震災体験を語り継いでいけると考える」(P2, 日本語, 10点) が見られた。

インドネシア語に集まった語のうち,「津波」を検索語とすると,「絶対に行う必要がある。それによって, 子どもは津波による過去の苦しいときを忘れない。これは本などを通して行うことができる」(P136, インドネシア語, 10点),「次の世代が気をつけるために, アチェの津波災害は次の世代に語り継がれていかなければならない」(P124, インドネシア語, 9点) が見られた。

中国語に集まった語のうち,「良い」を検索語とすると,「防災知識があるからこそ, 災害により良く対応できる」(P63, 中国語, 9点),「私たちはよくこのような活動をして, 効果はとても良かった」(P66, 中国語, 10点) が見られた。

英語では「民間」を検索語とすると,「私はこの質問を理解していない。災害民間伝承って何ですか？」(P48, 英語, 8点) が見られた。

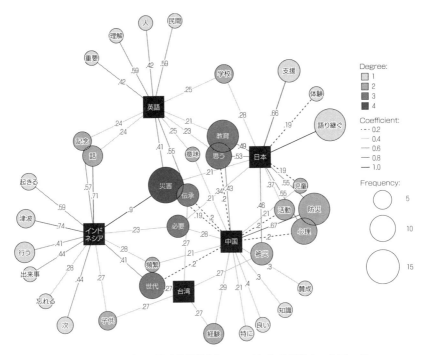

図3-5　Q24（語り継ぐ防災教育）のコメントの共起ネットワーク

3．方法——集団へのアプローチ①：ストレスチェックとストレスマネジメント

1）Q7：睡眠・食欲・体調・イライラなど少ない項目の健康チェックを提供し，子どもたちは眠れないときのリラックス法など，日常ストレスへの対処法を学びます——健康チェックとストレス対処

　1要因分散分析の結果，言語の効果は有意差が見られなかった。平均評点は8.72〜9.40と高かった（表3-5）。Q7のコメントの共起ネットワークは，図3-6のとおり。

　日本語に集まった語のうち，「対処」を検索語とすると，「子どもたちの健康度のアセスメントが可能になり，対処方法として伝えられるので，子ども

表3-5 集団へのアプローチ①──ストレスチェックとストレスマネジメントの1要因分散分析

質問番号 時期	テーマ	言語	人数	平均値	標準偏差	F値	p値
Q7 学校再開から10年後の間	健康チェックストレス対処	日本語	35	8.91	1.40	.682	.606
		英語	18	8.72	2.05		
		中国語	34	8.91	1.42		
		台湾語	34	8.79	1.53		
		インドネシア語	20	9.40	0.68		
		合計	141	8.93	1.46		
Q12 半年後から10年後の間	トラウマストレスチェック	日本語	35	8.60	1.56	2.107	.083
		英語	17	8.00	2.50		
		中国語	34	7.74	2.77		
		台湾語	34	7.94	1.87		
		インドネシア語	19	9.21	0.63		
		合計	139	8.24	2.07		
Q4 発災から学校再開まで	長期支援体制	日本語	35	8.74	1.70	1.943	.107
		英語	17	7.88	2.60		
		中国語	34	9.15	1.02		
		台湾語	34	8.29	2.04		
		インドネシア語	21	8.67	1.06		
		合計	141	8.62	1.74		

たちへの支援には欠かせないと思う」(P1，日本語，10点)，「中長期的には日常ストレスへ対処する力を育み，それを使ってトラウマを抱えていけるような支援が大切になる」(P4，日本語，10点) が見られた。

インドネシア語に集まった語のうち「安心」を検索語とすると，「子どもたちが抱えている問題を早急に対処するために，健康診断が大切。それによって，子どもたちは安全かつ安心感を持つことができる」(P136，インドネシア語，10点)，「子どもたちは安心感を感じる」(P124，インドネシア

第 3 章　災害後の時期に応じた子どもの心理支援　63

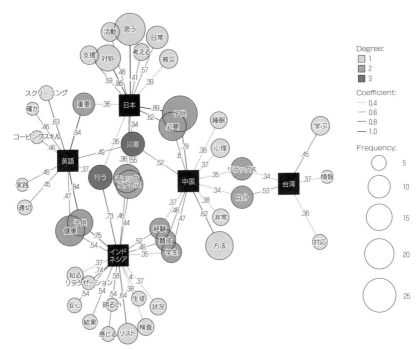

図 3-6　Q7（健康チェックとストレス対処）のコメントの共起ネットワーク

語，9 点）が見られた。

　中国語に集まった語のうち，「方法」で検索すると，「学生にリラックス方法を学ばせることは，災害後だけでなく，日常生活や勉強においても大きな役割を果たせる」（P71，中国語，9 点），「学生に対応方法と自分の悩みを解決する方法を教えるのはとても大切。しかし，テストはできるだけやらないほうがいい。中国での経験からいうと，テストが多すぎて，被災地の子どもをとても嫌がらせている」（P76，中国語，8 点）が見られた。

　英語では「スクリーニング」を検索語とすると，「私はこれが素晴らしいスクリーニングと思う」（P40，英語，10 点），「災害後の子どもたちをトリアージするために，スクリーニングを行うことは重要」（P53，英語，10 点）が見られた。

　台湾語では「学ぶ」で検索すると，「自分の心のことを予測的に知って，

その対処法を学ぶと、コントロール感が強まる」(P101、台湾語、10点)、「具体的な尺度によって、子どもが自分の心身反応をより良く認識でき、そのうえにリラックス方法と発散方法を学ぶ」(P106、台湾語、10点)が見られた。

2) Q12：リラックス法などのストレスマネジメントと、ストレスとトラウマの心理教育と、トラウマストレスチェックを、年に1回、5年から10年間、被災地の子どもに実施します——トラウマストレスチェック

1要因分散分析の結果、言語の効果は有意差が見られなかった。平均評点は7.74～9.21とやや高かった（表3-5）。Q12のコメントの共起ネットワークは（図3-7）のとおりであった。

日本語に集まった語のうち、「教育」で検索すると、「東日本大震災（2011年）発災後に、活動している小学校で毎年行っている。子どもの状態を知り、対応を考えるうえで必要だと考えるし、心理教育は予防教育にも役立っている」(P2、日本語、10点)、「リラックス法などのストレスマネジメントと、ストレスとトラウマの心理教育と、トラウマストレスチェックがすべてセットになっているのなら、行う価値はあると思う」(P15、日本語、10点)が見られた。

中国語に集まった語のうち、「援助」を検索語とすると、「定期的にストレスチェックするのが良い方法である。長期的に子どもの心身的な回復状況をフォローできるし、日常に心理援助を行うため理論的なデータを提供することもできる」(P74、中国語、9点)、「ないよりマシだと思うが、年1回の頻度だったら表面だけで深められない。通常に行うべきである。せめて年2×4回ほど、つまり1学期に2回ほどの活動を行う必要がある。子どもに情動コントロールやストレスマネジメント、自己調整の方法や策略を身につけさせる同時に、愛もずっとそこにあり、援助もずっとそこにあり続けていると感じさせつつある。これはとても重要である」(P65、中国語、5点)が見られた。

英語では「使う」を検索語とすると、「子どもたちがトラウマによる情緒的・身体的反応から回復するための情報を持てば持つほど、より容易に、自身の健康のためにこれらの戦略を使えるようになる」(P50、英語、10点)、

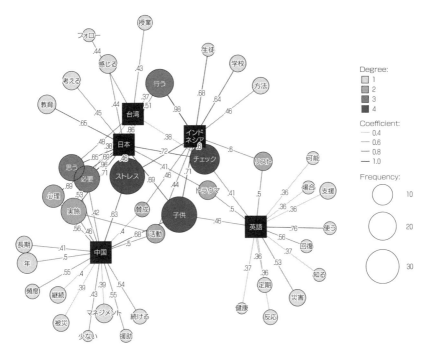

図3-7　Q12（トラウマストレスチェックとストレス対処）のコメントの共起ネットワーク

「私たちはチェックリストを使わなかった。しかし，その価値は見られた」（P51，英語，7点）が見られた。

　台湾語では「フォロー」を検索語とすると，「フォローやアセスメントを続ける必要がある」（P101，台湾語，10点），「子どもが適応できるかどうかを確認するため，フォローを進める」（P106，台湾語，10点）が見られた。

　インドネシア語では「行う」を検索語とすると，「1年に一度のチェックリストを行うことは大賛成。それによって，子どものストレスが下がったか上がったかがわかる」（P141，インドネシア語，10点），「賛成。クラスの子どものストレスの程度を見ることができる。6カ月に一度行う」（P138，インドネシア語，9点）が見られた。

3）Q4：被災地の教育委員会は，心理専門家や医師と共同で，5年から10年間にわたるカウンセラーの支援体制やストレスチェックやストレスマネジメント授業計画を作ります――長期支援体制

1要因分散分析の結果，言語の効果は有意差が見られなかった。平均評点は7.88～8.74とやや高かった（表3-5）。Q4のコメントの共起ネットワークは，図3-8のとおり。

日本語に集まった語のうち，「計画」で検索すると，「大規模災害の場合，支援対象者はその地域に住むすべての人である。子どもの場合は，発災時以降に生まれたすべてが対象となるため，10～20年にわたる一貫性のある長期支援計画が必要だと考える。ただし，支援計画は発災直後（学校再開前）だけでなく，数年おきに見直す必要があり，中期では被災地や学校の実情に合わせた柔軟な運用が必要だと考える」（P2，日本語，9点），「災害後の

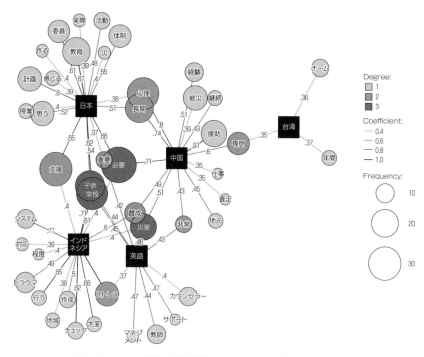

図3-8　Q4（長期支援体制）のコメントの共起ネットワーク

心理支援は長期の支援が必要なので，教育心理支援チームを作り，そのチームでどういった活動をするかのプログラムを検討し発信する。これは，災害後の初期に計画を立てないと予算などが獲得できずに，ばらばらな支援になってしまう」(P35，日本語，10点) が見られた。

　中国語に集まった語のうち，「援助」で検索すると，「賛成。通常の大規模な災害後，5〜10年間の回復期が必要。だから，5〜10年間のカウンセラー援助体制を成り立たせるのが非常に大事な措置だと思う」(P79，中国語，10点)，「①心理援助をきっかけに被災地の心理教育の専門員を養成し，被災地にある学校の心理教育の有効性を強める。②災害後の心理研修会を行うまで研究と調査が必要で，ただカウンセラーを養成するだけでなく，それぞれの学校の心理教育の実際に従って計画する必要がある。③災害後の心理援助の研修会には連続性が必要で，参加対象と専門家も安定させたほうがいい」(P80，中国語，10点) が見られた。

　英語では「マネジメント」で検索すると，「これは素晴らしい考え。我々の文脈ではすべてのサポートは3年で，今はなくなっている。また，ストレスチェックとストレスマネジメントのシステムはなかった」(P40，英語，10点)，「学校管理者は，非常に早く正規の機能に戻るように圧力をかけられる。これは，回復を促進するであろう環境に戻るための一部として見なされる。ときには，子どもの反応をマネジメントするための教師の能力を養成するのに，数ヵ月かかってしまう。教師自身のトラウマとエクスポージャーは，その月日を必要としないかもしれないが」(P43，英語，6点) が見られた。

　台湾語では「年間」で検索すると，「通常では5〜10年間までいかないと思う」(P118，台湾語，10点)，「現在，政府の計画と経費が3年間ぐらい維持できるが，その後は，民間組織や慈善救済によって維持することに転換する予定である」(P121，台湾語，7点) が見られた。

　インドネシア語では「システム」で検索すると，「地域の教育委員会は，5〜10年のカウンセリングシステムを作成した」(P135，インドネシア語，10点)，「子どもたちが経験したトラウマに対応することができるように，トラウマの程度をチェックするシステムが必要」(P132，インドネシア語，9点) が見られた。

4．方法——集団へのアプローチ②：クラスワイドの活動

1）Q16：アニバーサリーのトリガーと反応およびその対処法を子どもたちや保護者に教えます——アニバーサリー

1要因分散分析の結果，言語の効果は有意であり（$p < .001$），多重比較の結果，日本語が平均評点9.54と最も高く，日本語と中国語（7.65）の間に有意な差が見いだされた（表3-6）。Q16のコメントの共起ネットワークは，図3-9のとおり。

日本語に集まった語のうち，「伝える」で検索すると，「年が明け，3.11が近づくなかで，アプローチ法はさまざまだが各学校や学級の子どもたち，保護者には，お話や文書等を通じて伝えている」（P 6，日本語，10点），

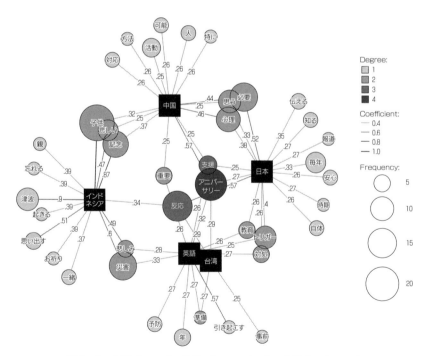

図3-9　Q16（アニバーサリー）のコメントの共起ネットワーク

表3-6　方法：集団へのアプローチ②――クラスワイドの活動の1要因分散分析

質問番号 時期	テーマ	言語	人数	平均値	標準偏差	F値	p値
Q16 毎年メモリアルの日の1～2ヶ月前から10年後	アニバーサリー	日本語	35	9.54	0.95	5.454	.000
		英語	19	8.79	1.51		
		中国語	34	7.65	2.77	中国語＜日本語	
		台湾語	34	8.76	1.28		
		インドネシア語	19	8.84	0.90		
		合計	141	8.70	1.81		
Q17 1年後から10年後の間	回避意味	日本語	35	8.40	1.91	6.723	.000
		英語	19	6.21	2.94		
		中国語	33	8.64	1.69	英語＜日本語，中国語，台湾語，インドネシア語	
		台湾語	34	8.56	1.40		
		インドネシア語	18	8.56	0.78		
		合計	139	8.22	1.97		
Q19 1年後から10年後の間	級友喪の作業	日本語	35	8.26	2.34	1.625	.171
		英語	19	7.95	2.84		
		中国語	34	7.32	2.51		
		台湾語	34	8.35	2.23		
		インドネシア語	19	8.89	1.66		
		合計	141	8.10	2.37		
Q20 1年後から10年後の間	日常ストマネ	日本語	35	8.91	2.09	.629	.643
		英語	19	8.58	1.68		
		中国語	34	8.56	1.71		
		台湾語	34	8.68	1.43		
		インドネシア語	19	9.21	0.79		
		合計	141	8.77	1.65		

「安心感を育むために必要。しかし，それが予期不安につながらないような配慮が大切。伝え方の工夫が必要であるし，教員が行う場合は（異動もあるので）毎年スクールカウンセラーと確認しながら行うことが大切」(P 4，日本語，9点)が見られた。

　中国語に集まった語のうち，「可能」で検索すると，「賛成。アニバーサリーはトリガーになる可能性がある。同時に，心理回復のきっかけになる可能性もある」(P79，中国語，10点)，「アニバーサリーは反応を誘発する可能性がある。しかし，アニバーサリーは子どもにとって，悲しい思いを寄せることもできる。積極的な認知を使って子どもを支援するのが良い方法だと思う」(P74，中国語，9点)が見られた。平均点がやや低かった理由として，「トリガーに決まっているわけではない。人によって異なるので，断定しない」(P62，中国語，0点)，「このテーマは何について述べているのかよくわからない」(P81，中国語，6点)などが見られた。この設問のテーマは「（应对纪念日反应）」と正しく記載されたのだが，文章は「教授儿童及监护人，纪念品是一种诱因，诱发反应，以及应对方法方面的知识」となっており，1字「纪念品」の誤字があったため，文章を理解できない者がいたためと考えられる。

　英語では「引き起こす」で検索すると，「アニバーサリーは7年続けてきて認識された。興味深いことに，若干の子どもたちが，アニバーサリーが彼らの深い悲しみと苦悩を再度引き起こすことに気づいて，アニバーサリーをやめたいと表現してきた」(P43，英語，9点)，「災害のアニバーサリーは強い感情を引き起こすため，準備することが賢明」(P51，英語，8点)が見られた。

　台湾語では「事前」で検索すると，「確かに生存者は，アニバーサリーに関する記憶を思い出し，反応を誘発する。しかし，事前予防する準備ができるなら，子どもにも保護者にも役に立つ」(P106，台湾語，10点)が見られた。

　インドネシア語では「思い出す」で検索すると，「子どもたちは出来事に関して思い出しても大丈夫になってきたが，瞬時にさびしくなるときもある」(P130，インドネシア語，9点)，「現在，子どもたちはあまり悲しがるようなことはない。しかし，そのことを思い出させるようなことがあったり

すると，再び思い出してしまい，悲しくなる」（P145，インドネシア語，9点）が見られた。

2) **Q17：災害を連想させる場所やものや学習教材を使いたくないといった回避行動の説明と回避し続けることの影響を，子どもや保護者に教え，避けていることに少しずつチャレンジする活動を提案します──回避の説明と段階的エクスポージャー**

1要因分散分析の結果，言語の効果は有意であり（$p < .001$），多重比較の結果，英語が平均評点6.21と最も低く，英語と他の4言語の間に有意な差が見いだされた（表3-6）。Q17のコメントの共起ネットワークは，図3-10のとおり。

日本語に集まった語のうち，「チャレンジ」で検索すると，「回避のシステ

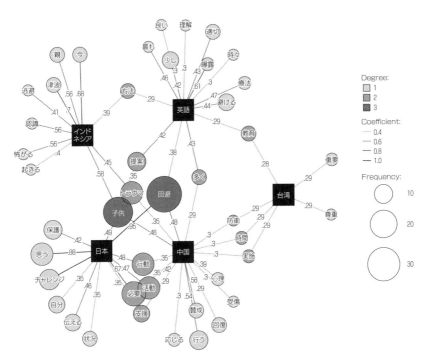

図3-10　Q17（回避の説明と段階的エクスポージャー）のコメントの共起ネットワーク

ムのことを発達段階に応じて伝え，そのために回避や表現へのチャレンジが重要なことも同時に伝え，それを受動的にではなく，主体的に行う活動であるようにしている」(P6，日本語，10点)，「回避へのチャレンジが，心の回復の早期化につながるため」(P17，日本語，10点)が見られた。

　中国語に集まった語のうち「賛成」で検索すると，「とても賛成。個別に回避行動に対してアセスメントを行ったほうがいいと思う。それに応じる心理教育や安定化の仕事を実施する」(P83，中国語，10点)，「賛成。幼稚園への侵入者が子どもを受傷させた事件では，こうやって（保護者に支援を行い，子どもを幼稚園に戻して回復させること）幼稚園に戻した子は，戻していない子より効果があった」(P85，中国語，8点)が見られた。

　英語では「曝露」で検索すると，「ときどき曝露をコントロールすることは，地震の後に何百という余震があるため非常に難しい。あるいは，別の台風や重大な襲来イベントが，モンスーン・シーズンに続く」(P48，英語，9点)，「認知行動療法-曝露療法は想定されるところ，トラウマや恐怖症に対して最も効率的。しかし私は，芸術療法のような脅迫的でない方法で回避にアプローチする，子どもに有効な方法が多くあると感じている」(P42，英語，8点)，「曝露療法は複雑なので，学校カウンセラーあるいは知識のある医療者によって行われるべき」(P54，英語，5点)が見られた。また，「私は，我々が回避に関して彼らを教育するべきであるということに同意する。しかし，最後の文 "You propose them to try avoiding things little by little（避けていることに少しずつチャレンジする活動を提案します）" は紛らわしくて，さらに多くを避けるようにと聞こえます。もし "Get them to gradually stop avoiding things little by little" と，書いてあったなら，私は10を評価しただろう」(P47，英語，5点)があった。これにより，英語への翻訳文が多義性を含み，適切でないことがわかった。そのため，英語のこの項目の平均値の低さは，翻訳の問題も含んでいることがわかった。

　台湾語では「尊重」で検索すると，「回避行動は，人間が生存や自己保護を求めていく防衛機制となる。被災者のニーズを尊重し受けとめるべきであり，回復時間を置き，心身的な準備ができるまでに待つ」(P106，台湾語，9点)が見られた。

　インドネシア語では「今」で検索すると，「5年前に『津波』と聞いたと

きと同じようなことはなくなった。今は『津波』と聞いても怖がる子どもはいなくなった」（P125，インドネシア語，9点），「賛成。最初の一年は，津波からのトラウマがあった。しかし，今はもう海を怖がるようなことはない」（P137，インドネシア語，8点）が見られた。

英語の専門家のこの活動に対しての評価が低かった理由として，P54のように，回避の意味を伝えるのは学校カウンセラーなどの専門家が行うべきであるという意見と，P47のコメントから翻訳の問題の両方が挙げられる。

3）Q19：クラスメイトが亡くなった学年では，小学校，中学校の卒業式などの機会を大切に，亡くなった友だちを偲ぶ活動をします——級友の喪の作業

1要因分散分析の結果，言語の効果は有意差が見られなかった。平均評点は7.32〜8.89とやや高かった（表3-6）。Q19のコメントの共起ネットワークは，図3-11のとおり。

日本語に集まった語うち，「考える」を検索語とすると，「喪の作業は大変重要。学年，学校全体としての活動を，保護者，地域とともに考えていきたい」（P16，日本語，10点），「提案はしても，実際に行うのかどうか，何をどのように行うかは子どもと教員が決めることであり，支援者はその黒子としてのサポートが重要と考える」（P23，日本語，8点）が見られた。

中国語に集まった語のうち，「心理」を検索語とすると，「とても良いと思う。このような活動を通して生と死への理解を学ばせ，亡くなった子どもと心理的な別れを告げることができる」（P87，中国語，10点）が見られた。

英語では「重要」を検索語とすると，「時間が重要。子どもの精神健康状態や，家族やコミュニティサポートをアセスメントして，そう思う」（P48，英語，9点），「私は亡くなった人たちを悼むことを信じる。しかしながら，このタイプの『喪の作業』が不運として見られるか，あるいは品のないものとしてとらえられるかは，文化的意識が重要」（P50，英語，10点）が見られた。

インドネシア語では「お祈り」を検索語とすると，「お祈りやコーランを読むように習慣つけることや，災害で亡くなった友だちのためにYasinを読んだりする」（P133，インドネシア語，9点），「私たちの学校では2週間

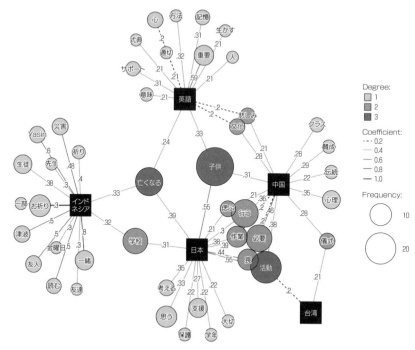

図3-11 Q19（級友の喪の作業）のコメントの共起ネットワーク

に一度，お祈りをする。学校の全員でお祈りを捧げることができる」（P134，インドネシア語，9点）が見られた。

4）Q20：あなたは，試合や試験を乗り越えるストレスマネジメント，アサーショントレーニング，思考と感情と行動の仕組みの授業（ワークショップ）をします――日常ストレスマネジメント

1要因分散分析の結果，言語の効果は有意差が見られなかった。平均評点は8.56～9.21とかなり高かった（表3-6）。Q20のコメントの共起ネットワークは，図3-12のとおり。5言語共通の語は「ストレス」「授業」「マネジメント」「心理」「行う」「学校」「子供」であった。1言語だけ共起関係のある語はなく，2言語以上共通の語が見られた。たとえば，日本語と台湾語は，「教育」「日常」が共通であった。

第 3 章　災害後の時期に応じた子どもの心理支援　75

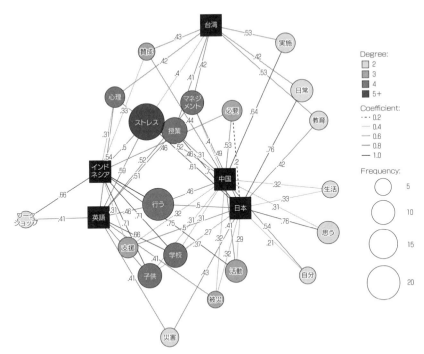

図 3-12　Q20（日常ストレスマネジメント）のコメントの共起ネットワーク

　そこで，すべての言語に共起関係があった「ストレス」を検索語とした結果，「時間とともに，日常生活に起こるストレスの支援が増えてくる。また，トラウマの回復には，人とのつながり感がとても大切である。授業のなかでストレス対処，適切な人間関係づくりを教えることは，トラウマ・ストレスにも，また長引く被災地での生活にも有効である。また，それらの力を育むというスタンスは，『教育』の枠になじみやすい」（P 4，日本語，10 点），「児童生徒たちの様子を見ていて，トラウマティック・ストレスから日常ストレスへ，という流れを感じている。そこで，日常生活上起こるさまざまなストレッサーについてのストレスマネジメント授業を，先生方と相談しながら行っている」（P 6，日本語，10 点）が見られた。
　他の言語圏でも，「賛成。テーマにおいて内容相応する必要がある。心理調整のほか，ストレスマネジメントは地元文化や，中国の伝統医学に関する

情動や，つぼマサージなどの療法と結びつき，調整するとも考えられる」(P83，中国語，8点)，「私は子どもたちがより良いコーピング方略を持てば持つほど，情緒的ストレスや身体的ストレスをうまく処理すると信じている」(P50，英語，10点)，「ストレスマネジメントをすることは素晴らしいが，毎日時間を作って行うのは難しい」(P45，英語，9点)，「ストレスマネジメント衛生教育と，コミュニケーション表現スキルは，日常のなかで実施するべきであり，心理健康やレジリエンスを高める」(P106，台湾語，10点)，「1年に一度，子ども委員会の委員選出の際に，ストレスマネジメントを行う」(P141，インドネシア語，10点) などが見られた。

5．方法——個人へのアプローチ

1）Q8：スクールカウンセラーはストレス関連障害の子どものカウンセリングや心理療法をします——子どものカウンセリング

1要因分散分析の結果，言語の効果は有意であり ($p<.05$)，多重比較の結果，日本語 (8.17) と台湾語 (9.29) の間に有意な差が見いだされた (表3-7)。Q8のコメントの共起ネットワークは，図3-13のとおり。

日本語に集まった語のうち，「療法」を検索語とすると，「ストレス関連障害の子どものカウンセリングや心理療法は，SCに求められる大きな役割のうちの一つである」(P21，日本語，10点)，「長期的にストレス関連障害を呈している子どもは，何らかの脆弱性を抱えていて，通常の生活のなかで自然に回復するのが難しいケースである確率が高いため，現地スクールカウンセラーが継続的に心理療法等を行う必要があると考える」(P34，日本語，10点) が見られた。

中国語に集まった語のうち，「治療」を検索語とすると，「カウンセリングと心理治療は，被災地の子どもに一般的な心理問題と災害後ストレスを援助できる。子どもの健康成長をうながすことができる」(P80，中国語，10点)，「子どもの成長プロセスにおいて，避けられないストレスや他の成長に関しての悩みがある。災害は子どもの成長プロセスで出会った突然なトラウマである。だから，学校で子どもにカウンセリングと心理治療を提供する必要がある」(P75，中国語，8点) が見られた。

第3章 災害後の時期に応じた子どもの心理支援　77

表3-7　方法：個人へのアプローチの活動評点の1要因分散分析

質問番号 時期	テーマ	言語	人数	平均値	標準偏差	F値	p値
Q8 学校再開から10年後の間	子ども counseling	日本語	35	8.17	1.89	2.951	.022
		英語	18	8.33	2.38		
		中国語	34	8.68	1.82	日本語＜台湾語	
		台湾語	34	9.29	0.94		
		インドネシア語	21	9.33	0.97		
		合計	142	8.75	1.70		
Q10 学校再開から10年後の間	家族喪失子ども支援	日本語	35	9.66	0.76	1.520	.200
		英語	18	9.11	1.28		
		中国語	34	9.38	0.82		
		台湾語	33	9.42	0.87		
		インドネシア語	20	9.65	0.59		
		合計	140	9.46	0.87		
Q15 半年後から10年後の間	転居児童	日本語	35	9.37	1.35	4.644	.002
		英語	17	7.29	3.18		
		中国語	34	8.71	1.82	英語＜日本語，中国語，台湾語，インドネシア語	
		台湾語	34	9.03	1.14		
		インドネシア語	20	9.05	0.76		
		合計	140	8.83	1.78		
Q21 1年後から10年後の間	いじめ暴力	日本語	35	9.26	1.17	2.540	.043
		英語	19	7.95	2.12		
		中国語	34	8.79	1.59	英語＜日本語	
		台湾語	33	8.76	1.56		
		インドネシア語	18	9.11	0.83		
		合計	139	8.83	1.53		
Q22 1年後から10年後の間	災害幼児	日本語	35	9.06	1.85	7.728	.000
		英語	17	5.65	3.60		
		中国語	34	7.71	2.87	英語＜日本語，中国語，台湾語，インドネシア語	
		台湾語	33	8.55	1.70		
		インドネシア語	18	9.11	0.83		
		合計	137	8.18	2.52		

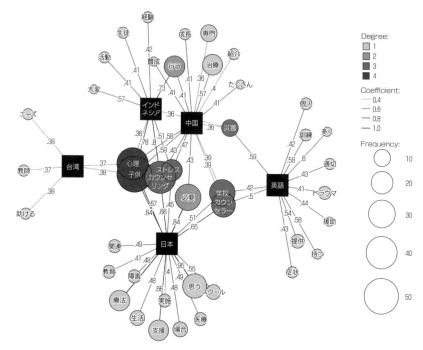

図3-13　Q8（子どものカウンセリング）のコメントの共起ネットワーク

　英語では「訓練」を検索語とすると，「学校カウンセラーは，学校でのカウンセリングを提供するために訓練されなくてはならない。災害後の学校での支援は，多くの子どもたちを支援する最も良い方法である。毎日子どもたちをモニターできるから」(P54，英語，10点)，「アメリカでは，スクールカウンセラーが治療を提供するようには訓練されていない」(P37，英語，2点) が見られた。

　台湾語では「ニーズ」を検索語とすると，「認める。特にニーズのある子どもに対して，専門性のあるカウンセリングを提供する」(P94，台湾語，10点)，「必要だが，それぞれのニーズと個人差に注意しなければならない」(P114，台湾語，10点) が見られた。

　インドネシア語では「大変」を検索語とすると，「教え子にカウンセリングを行うのは大変必要」(P136，インドネシア語，10点)，「子どもとのコン

サルテイングで，個人コンサルテイングを行う。グループコンサルテイングとしては，遊ぶ方法が大変よい。悲しみの気持ちが明るく変わる」（P141，インドネシア語，10点）が見られた。

2）Q10：家族を亡くした子どもが，日常生活（食，睡眠，学習，遊び）をうまくできるように，そして，悲嘆（グリーフ）を適切にのりこえられるように支援しつづけます――家族喪失の子ども支援

1要因分散分析の結果，言語の効果は有意差が見られなかった。平均評点は9.11～9.66と非常に高かった（表3-7）。Q10のコメントの共起ネットワークは，図3-14のとおり。

日本語に集まった語のうち，「日常」を検索語とすると，「被災体験に限らず，PTSDやグリーフケアにおいても，スクールカウンセラーは子どもたちが学校や家庭など，日常生活を送るうえで必要とするサポートを行う。子ども自身がサポートを求める場合に，どこまでを扱い，どこからは扱わないといった線引きは困難だと考える」（P2，日本語，10点），「家族を亡くした子どもは，折に触れ反応が見られる。それは，日常生活への適応状態というかたちで表れることが多い。長い支援が必要」（P4，日本語，10点）が見られた。

中国語に集まった語のうち，「援助」を検索語とすると，「災害で家族を失った子どもに長期的かつ持続的な助けを提供することは，系統的な仕事であるべき。心理援助領域だけではなく，民政局と連携をとってソーシャルワークも同時に行うべきだ」（P75，中国語，8点），「一人ひとりの子どもに援助者を特定する。頻繁に人事異動を行ったり，援助者が複数になったりすることは，子どもを混乱させてしまう」（P81，中国語，10点）が見られた。

英語では「重要」を検索語とすると，「災害で愛する人を亡くした子どもたちを助けることは，喪の作業にとって重要」（P51，英語，9点），「悲嘆サポートは重要」（P40，英語，10点）が見られた。

台湾語では「喪失」を検索語とすると，「家族を失うことは，子どもにとって極めて悲しい喪失経験なのに，子どもが認知や言語能力の限界によって自分の不適切な心身反応を気づかなかったり，いかに表現するのかもわか

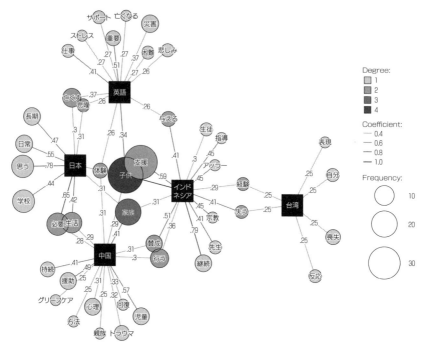

図 3-14　Q10（家族喪失の子ども支援）のコメントの共起ネットワーク

らないことがあるので，心理援助のアセスメントと介入が必要」（P106，台湾語，10点）が見られた。

　インドネシア語では「継続」を検索語とすると，「家族の一員を失った子どもには，特別な対応などをして継続的な支援を行った」（P129，インドネシア語，10点），「宗教の勉強をして子どもたちと近くなる。また，個々のカウンセリングを継続的に行う」（P131，インドネシア語，9点）が見られた。

3）Q15：被災地から転居した子どもへの心理支援活動をします
——転居児童支援

　1要因分散分析の結果，言語の効果は有意であり（$p < .01$），多重比較の結果，英語（7.29）と他の4言語（日本語〈9.37〉，中国語〈8.71〉，台湾語

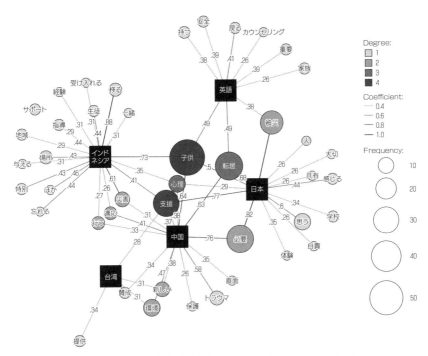

図3-15 Q15（転居児童支援）のコメントの共起ネットワーク

〈9.03〉，インドネシア語〈9.05〉）との間に有意な差が見いだされた（表3-7）。Q15のコメントの共起ネットワークは，図3-15のとおり。

日本語に集まった語のうち，「体験」を検索語とすると，「一見元気に見えても，被災地でさまざまな体験をした子どもたちへは，長期的な展望に立脚した支援体制が必要と思われるため」（P17，日本語，10点），「自責と回避，ソーシャルサポートの低下，新しい環境というストレス，同じ体験をした人の少なさ，トラウマ反応が生じることへの不安感等，いろいろな影響があると思うので，配慮と支援がより大切だと思う」（P25，日本語，10点）が見られた。

中国語に集まった語のうち，「トラウマ」を検索語とすると，「転居してきた子どもたちは，災害を受けたトラウマとともに新しい環境に適応しなければならないので，このような活動がとても必要」（P72，中国語，10点），

「異郷で生活している子どもたちは，新しい環境に適応しなければならない。同時に災害トラウマに直面するので，支援を行う必要がある」（P75，中国語，9点）が見られた。

英語では「戻る」を検索語とすると，「私のケースでは，不幸にも子どもたちの転居が非常に速く，適切なカウンセリングを提供する時間がなかった。数人の子どもは戻って援助を受けたが，何人かは戻ってこなかった。その子どもたちは突然の出発により，精神的にギャップを抱えたままだった」（P51，英語，8点）」が見られた。

低い評点のコメントを見ると，「被災地域から転居してきた子どもたちは，新しい体制に途方に暮れることがあった。我々は教育学部として，十分にこれらの子どもたちを追跡することに失敗した。研究では，転居がインパクトある変数であることを示している。すべて良くなかった」（P43，英語，3点），「我々の状況では必要ない。若干の親がトラウマのために，子どもたちを連れて被災地から離れることを決めた」（P40，英語，1点）であった。

台湾語では「提供」を検索語とすると，「転居してきた子どもには，新しい環境に適応するよう支援する。転居した後の心身的な反応をフォローし，了解してから，適切な支援を提供する」（P106，台湾語，10点），「RTI (Response to Intervention) モデルを活用し，二段階で支援する。最初から支援を行うのではなく，継続的なニーズのアセスメントを通して，支援を提供するかどうかを決める」（P94，台湾語，9点）が見られた。

インドネシア語では「移る」を検索語とすると，「被災地から移ってきた子どもに個人的にカンセリングを行う。それから，その子どもをクラスでサポートできる友人を紹介する」（P141，インドネシア語，10点），「私たちは被災地から移ってきた子どもたちを支援し，受け入れなければならない。そうしないと，彼らの学校にいたいという意欲をなくさせることになる」（P139，インドネシア語，8点）が見られた。

4）Q21：子どもがいじめや暴力や非行をしたとき，災害や暴力によるトラウマや悲嘆がそれらの行動の背景に潜んでいることがあり，それらを考慮した対応をします――いじめ暴力

1要因分散分析の結果，言語の効果は有意であり（$p < .05$），多重比較の

結果，日本語（9.26）と英語（7.95）の間に有意な差が見いだされた（表3-7）。Q21のコメントの共起ネットワークは，図3-16のとおり。

日本語に集まった語のうち，「背景」を検索語とすると，「子どもたちの問題行動のみに視点や指導を置くのではなく，その背景にトラウマや悲嘆があるかもしれない，それらを考慮に入れた取り組みや指導を行っていくことが重要と，保護者や教職員と共有しながら取り組んでいる」（P6，日本語，10点），「被災後，月日が経つにつれて，問題行動と災害の関係がわかりにくくなり，『この行動はあの災害の影響なのか』という質問が出てくる。その背景には，『指導の仕方で二次被害になったらと思うと，何も対応できない』と，子どもへの対応に不安や迷いがある。多面的に子どもへのサポートができれば，指導方法の迷いは軽減するのではないだろうか」（P16，日本語，9点）が見られた。

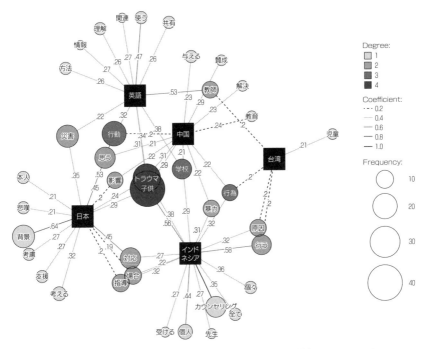

図3-16　Q21（いじめ暴力などの児童）のコメントの共起ネットワーク

中国語に集まった語うち,「教育」を検索語とすると,「日常の学校教育には, この側面についての教育を強めるべき」（P66, 中国語, 9点),「子どもがこれらの行動を起こす原因は多いので, 災害はそのなかの一つとしか言えない。これらの行為に影響を与えているのは, 家族教育と学校の雰囲気だ」（P58, 中国語, 4点）が見られた。

英語では「使う」を検索語とすると,「トラウマに関する個人情報（info）を教師に開示し, 共有しようとするなら, この個人情報が教師によって適切な方法で使われる場合に限る」（P42, 英語, 8点),「不適当な行動を識別するために, 教師にトラウマの視点を使うよう奨励しようと試してみることは, 非常に興味深い」（P43, 英語, 10点）が見られた。

インドネシア語では「全て」を検索語とすると,「全てのいじめの原因がトラウマからとは限らない。ほかの原因もある。いじめをした子どもは, カウンセリングの指導を受ける」（P130, インドネシア語, 9点),「津波のトラウマが原因ですべての子どもがいじめ, 暴力, 悪さをするわけではない。多くの場合, 子どもの背景にはほかのことがある」（P138, インドネシア語, 8点）が見られた。

5）Q22：災害のとき幼児だった子どもに対しても, 災害後の心のサポートを学校で行います——災害時幼児支援

1要因分散分析の結果, 言語の効果は有意であり（$p < .001$), 多重比較の結果, 英語（5.65）と4言語（日本語〈9.06〉, 中国語〈7.71〉, 台湾語〈8.55〉, インドネシア語〈9.11〉）の間に, 有意な差が見いだされた（表3-7）。Q22のコメントの共起ネットワークは, 図3-17のとおり。

日本語に集まった語のうち,「当時」を検索語とすると,「実際, 当時乳幼児だった子どもも反応があり, 被災体験を自分の記憶として『怖かった』と話す。これは, 保護者や周囲の大人の影響の大きさを感じさせるものであり, この子たちにも心のサポートが必要である」（P4, 日本語, 10点),「現在小学校に入学・在籍している児童たちは当時未就学であり, 低学年については, 当時は幼児だった。小さいから, 覚えてないから大丈夫という認識を持たないように見守りや, 取り組みを行っていく必要があることは, この数年来, 教員・保護者と研修会やふだんのコンサルテーションのなかで,

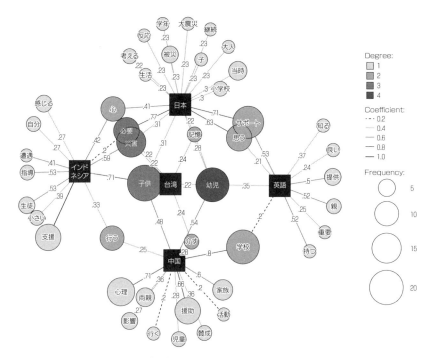

図3-17 Q22（災害時幼児）のコメントの共起ネットワーク

伝えているつもりだ」（P6，日本語，10点）が見られた。

　中国語に集まった語の「影響」と「家族」を検索語とすると，「幼児期の児童も災害で影響を受けたので，学校から災害後心理援助をやるべきだ」（P75，中国語，8点），「家族は子どもに心理援助や介入するときの，とても重要な要素である。だから，両親への心理援助は極めて重要で，無視できない」（P65，中国語，8点）が見られた。

　英語では「親」や「持つ」を検索語とすると，「幼児の親へのサポートを提供してほしい」（P53，英語，5点），「私はこの地域での経験を持っていない。このサポートがどのようになるか知らない」（P45，英語，8点）が見られた。評点の低かった英語のコメントは，「私はこのトピックの経験や知識を持っていない」（P50，英語，5点），「幼児の親へのサポートを提供してほしい」（P53，英語，5点）と，経験がないというものと，幼児期に

もっと親へのサポートをすべき，というコメントが得られた。

評価点の高かった英語のコメントは，「サポートの中枢としての学校は助けになりますが，我々の地域でのもっと良い他の居場所（健康ユニット，親リンクセンター）があるのかもしれません」(P40，英語，9点)，「私はこの地域での経験を持っていません，あるいはこのサポートがどのように見えるか知りません」(P45，英語，8点) であった。

インドネシア語では「支援」や「遭遇」を検索語とすると，「すでに16歳になっている高校生，当時災害に遭遇した生徒たちに対して，特別に注意をして見ている」(P133，インドネシア語，9点)，「災害から10年経った今でも，災害に遭った子どもたちに対して心の支援を続けて行っている」(P136，インドネシア語，9点) が見られた。

日本や中国は大規模災害が近年発生しており，災害時幼児だった子どもの長期的支援に携わっている専門家が多いことが，コメントから推測できる。

6．支援システム――教師・保護者トレーニング

1) Q5：教員へのサポートは，心理教育やセルフケア（リラックス法，呼吸法，瞑想，エクササイズ）やコンサルテーション（質疑応答）を提供します――教師研修

1要因分散分析の結果，言語の効果は有意差が見られなかった。平均評点は8.67～9.35と高かった（表3-8）。Q5のコメントの共起ネットワークは，図3-18のとおり。

日本語に集まった語のうち，「サポート」を検索語とすると，「教師のサポートは，標題のようなサポートを中心に行っているが，その時間が経過していくなかで，自身の震災体験やこれまで置いていたものを整理される教師もいた」(P6，日本語，10点)，「被災地において教職員自身，教職員同士のセルフケア活動への支援は，被災直後から継続的に必要。直後はもちろんのこと，当事者同士でねぎらい合うということは大変難しい。支援者が，段階的に個別も大事だが，教職員同士で心理教育やセルフケアを研修できるようサポートすると，一気に表情やからだが緩んで，自分自身をそして教職員間でのねぎらい合いが進む。子どもたちの心のケアを担う教職員が，まずこ

表3-8 支援システム――教師・保護者トレーニング

質問番号 時期	テーマ	言語	人数	平均値	標準偏差	F値	p値
Q5 学校再開直前から10年後の間	教師研修	日本語	35	9.34	0.94	2.998	.021
		英語	18	8.67	1.57		
		中国語	34	9.35	0.77		
		台湾語	34	8.56	1.86		
		インドネシア語	22	9.32	0.57		
		合計	143	9.07	1.28		
Q11 学校再開から10年後の間	教師役割	日本語	35	7.63	2.09	4.999	.001 インドネシア語＞日本語，英語，中国語，台湾語
		英語	18	7.39	2.75		
		中国語	33	7.97	2.62		
		台湾語	34	8.85	1.05		
		インドネシア語	22	9.55	0.60		
		合計	142	8.27	2.09		
Q23 1年後から10年後の間	教師分かち合い	日本語	35	9.00	1.35	1.000	.410
		英語	19	8.89	1.29		
		中国語	33	9.39	0.79		
		台湾語	34	8.94	1.54		
		インドネシア語	17	9.35	0.70		
		合計	138	9.11	1.22		
Q14 半年後から10年後の間	保護者支援	日本語	35	9.51	1.09	1.221	.305
		英語	18	9.17	1.38		
		中国語	34	8.88	1.57		
		台湾語	34	9.03	1.29		
		インドネシア語	20	9.30	0.80		
		合計	141	9.17	1.28		

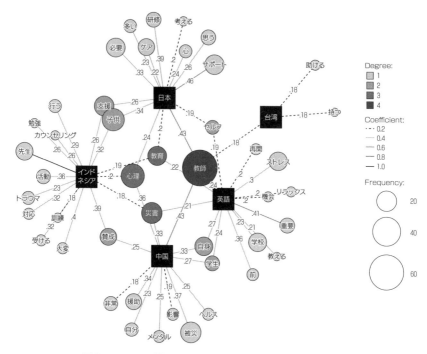

図3-18　Q5（教師研修）のコメントの共起ネットワーク

のサポートを受けることが必須だと実感している。また，発災から年月が経つにつれ，人事異動が繰り返されて被災地の教職員の構成が変わることで，温度差は常に出てきてしまい，教職員間の歪みが生じてしまうという現実がある。だから，長期的に教職員のセルフケアへのサポートは必要」（P16，日本語，10点）が見られた。

中国語に集まった語のうち，「被災」を検索語とすると，「被災地の教師も被災者であり，学生の援護者と援助者でもあり，災害後心理援助のキーパーソンだと思う。彼ら自身のメンタルヘルスが，心理援助事業を始める前提となっている。そのため，教師を援助するのは，災害後心理援助の事業において，労力が少なくて効果が大きくなるメリットがある」（P58，中国語，10点），「災害の後，教師たちもたくさんの困難に直面している。教師自身も被害者であるのに，被災された学生を援助する責任もある程度担っている。そ

のため，災害後心理支援を提供することは大きな意味がある。災害後心理援助の経験は，地元のコアとなる教師たちのメンタルヘルスに大きな役割を果たしている。彼ら自身だけでなく，学生にも役立っている」（P75，中国語，9点）が見られた。

　英語では「重要」を検索語とすると，「心理教育とセルフケアは極めて重要だということに賛同する。長い間そう思ってきた。南オーストラリアの2015年の火事は，これを実行に移す私の最初の機会だった。学校リーダーシップは，これがエビデンス情報に基づいた実践であることを確信させている」（P43，英語，9点），「これは重要！　教師がどのように子どもたちと共に働いて，彼らが聞く悲しい，ストレスが多い物語のすべてを取り扱うべきか，知る必要がある。彼らには，対処するべき彼ら自身のストレスがあるだろう」（P45，英語，10点）が見られた。

　台湾語では「助ける」を検索語とすると，「教師がストレス発散方法がわからないと，子どもを有効に助けることができない」（P101，台湾語，10点），「賛成。教師も基本的な知識と能力を持って，自分と学生を助けてあげられる」（P114，台湾語，10点）が見られた。

　インドネシア語では「大変」を検索語とすると，「同活動にとても賛成。これを通じて問題を抱えている子どもの支援を行うなかで，先生たちの助けになる」（P133，インドネシア語，9点），「トラウマ・カウンセリングのやり方がそれぞれ異なることから，心理治療が教育関係者によって行われることは大変良い」（P141，インドネシア語，10点）が見られた。

2）Q11：教師はカウンセリングやストレスマネジメント授業をスクールカウンセラーの助言のもとに行います――教師役割

　1要因分散分析の結果，言語の効果は有意であり（$p < .01$），多重比較の結果，インドネシア語（9.55）の平均評点が最も高く，他の4言語の間に有意な差が見いだされた（表3-8）。また，日本語（7.63 ± 2.09），英語（7.39 ± 2.75），中国語（7.97 ± 2.62）は平均評点がやや低く，SDも大きいため，3段階の評価点に再コード化し外部変数として，Q11のコメントの共起ネットワークを作成した（図3-19）。0～3は6名，4～7は27名，8～10は109名であった。3群に共通する語は「子供」と「実施」であった。

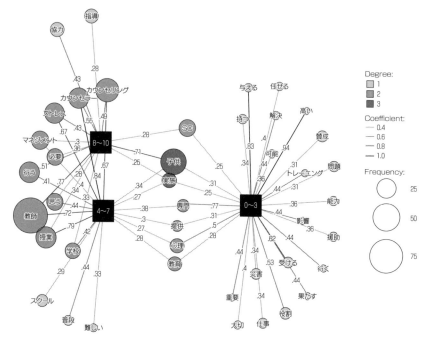

図3-19　Q11（教師役割）のコメントの共起ネットワーク

　いずれか2群に共通な語は，「SC」「専門」「提供」「心理」「教育」「カウンセリング」「カウンセラー」「ストレス」などであった。それらの語を検索語として，評価点の高いコメントから低いコメントまでを列挙する。
　「子供＊ストレス」で検索すると，「賛成。子どもたちに指導してカウンセリングを行うのが教師の役割。カウンセリングの教師は，ストレスマネジメントの問題を抱えている子どもを指導する」（P137，インドネシア語，10点），「常に学校のカウンセラーと教師たちの協力でもって，子どものストレスマネジメントを行うことができる」（P132，インドネシア語，9点）であった。
　「実施」で検索すると，「地元の教師がカウンセリングやストレスマネジメント授業を実施するならば，長期的に地元の教師や子どもを援助できる」（P71，中国語，9点），「SCの人数が少ないので，SCばかりに援助の仕事

を任せるのは非常に難しい。他の教師と共同して心理教育を実施するなら，効率も効果も高められるだろう」（P58，中国語，8点）であった。

　日本語の高い評点のコメントは，「子どもたちを一番わかっているのは学級担任なので，ストレスマネジメント授業での一斉指導はさまざまな状態への指導ができるので，とても効果的だと感じる。教師自身がカウンセリングやストレスマネジメント授業の力をつけなくてはならないと思う」（P26，日本語，10点），「派遣SC活動はいずれ終わっていく（非日常）。日常的に子どもたちと関わる教師自身がカウンセリング・マインドを持ち，子どもたちの変化を長期的に見守り，時に介入する力を備えてほしいため」（P27，日本語，10点）などであった。

　中国語の高い評点のコメントは，「①心理教育を普段の授業のなかに取り入れることによって，知らず知らずのうちにポジティブな影響を及ぼしている，②教師は学年管理，心理健康宣伝などの活動にふさわしい」（P80，中国語，10点），「とても賛成。実際に実施すると，たくさんの制限や困難がある。短期に実施できるが，10年続きの計画は実施しにくいし，教育体制にも衝突がある」（P83，中国語，10点）などであった。

　英語の高い評点のコメントは，「教師は良い回復のサポートの重要な部分」（P43，英語，10点），「サポートを提供することができる人は誰でも必要で，子どもたちへの手助けの提供が可能であるべき」（P46，英語，9点）などであった。

　「SC」で検索すると，「教師は日ごろから，普段の学級経営のなかで，カウンセリングやストレスマネジメント授業要素を含んだものに取り組んでいると思う。しかし，被災後は，SCになってしまう傾向にあると思う。教師とSCの専門性を尊重し合って進めていけば，子どもたちにとって，より良いものになっていくと思う。カウンセリングやストレスマネジメント授業の実施について，教師が技能的に自信がない場合が多く，消極的になりがちなので，『SCへ任せてしまおう』となる。教職員研修などを行って，SCとの連携による実践につながることが望まれる」（P3，日本語，6点）であった。

　「提供」で検索すると，「教師はカウンセリングは提供しない。ストレスマネジメントとPFAについては，教師はOKだが」（P37，英語，6点），「私

はこのように子どもたちをサポートするのは，カウンセラーの役職であると信じる。教師はほとんどこの役割を訓練されないため，このタイプの援助を提供することができない」(P50，英語，5点)，「もし教師がこの役割なら，それは素晴らしい。しかし，彼らは子どもたちを"採点する"し，治療と異なった能力を持っている。カウンセリングをすることは，彼らの範囲から外れている」(P42，英語，1点) であった。

中国語の評点の低いコメントは，「カウンセリングのような専門性が高い仕事は，SC に任せるべきである」(P78，中国語，2点)，「(教師が) 専門的なトレーニングを受けないまま心理教育の授業を行うと，子どもに抵抗感を与えてしまう可能性が高い」(P81，中国語，3点)，「普段の仕事だけで教師はもう精一杯」(P74，中国語，5点) などであった。

日本語の評点の低いコメントは，「カウンセリングについては，SC が行うべきである。ストレスマネジメント授業は，可能な限り SC と教師が共同で行えるとよい」(P21，日本語，5点)，「カウンセリングは，評価をしないカウンセラーが行うからこそ，安心して受けられる。ストレスマネジメントの授業は，スクールカウンセラーと一緒に行ってもよい」(P9，日本語，5点) などであった。

3) Q23：教師が，災害ストレスについて学び，語り，分かち合う研修会をサポートします。被災した教師と被災していない教師がお互い理解し合えるようにサポートします——教師の分かち合い

1要因分散分析の結果，言語の効果は有意差が見られなかった。平均評点は 8.89～9.39 と高かった (表 3 - 8)。Q23 のコメントの共起ネットワークは，図 3 -20 のとおり。共通の語は，「教師」「災害」「お互い」「サポート」などであった。

日本語に集まった語のうち「思う」で検索すると，「EARTH の活動のなかで，一番の活躍場面ではないかと思う。通常の生活では職場で話す機会もなく，人事異動により，お互いの災害の状況を知る職員も減ってくる。同じ教師で，安心できて話せる場の提供は，今後も重要な役割だと感じる」(P14，日本語，10点)，「ピアカウンセリングの効果や，エンパワーメントの活用においても有効な活動と思う」(P1，日本語，10点) が見られた。

第3章 災害後の時期に応じた子どもの心理支援　93

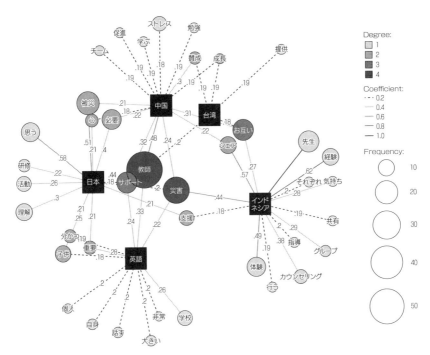

図3-20　Q23（教師の分かち合い）のコメントの共起ネットワーク

　中国語では「学ぶ」や「促進」で検索すると，「教師間でお互いに学び，シェアすること。一方で，ペア・スーパービジョンを形成させ，心理援助の能力をアップできる。同時に，被災地の教師も災害の被害者なので，チームで勉強することとシェアすることによって，自分の心を治療することができる」（P75，中国語，10点），「教師に災害のストレスに関して勉強し，記述やシェアしてもらって教師の成長を促進する」（P66，中国語，9点）が見られた。
　英語では「学校」で検索すると，「教師ワークショップは貴重。学校管理職によりサポートされ，義務として行われなければならない」（P40，英語，10点），「学校が通常課程に戻り，落ち着いた後，私はこれを提案する。小集団で行うとよい」（P54，英語，8点）が見られた。
　台湾語では「提供」で検索すると，「教師も発散することが必要だし，そ

れが成長につながるので，この研修会を提供する」（P106，台湾，10点）が見られた。

インドネシア語では「先生」で検索すると，「災害を受けた先生たちと災害に遭わなかった先生と経験をシェアすることで，悲しみが小さくなっていく。そして同じ気持ちになり，まとまった感じになる」（P143，インドネシア語，10点），「災害のストレスをシェアすると，災害の体験をした先生たちと災害を体験していない先生たちが，お互いに理解することができる」（P128，インドネシア語，10点）が見られた。

4）Q14：保護者が子どもに適切に関われるように，また保護者自身のセルフケア促進のために，保護者へのストレスマネジメント研修会や，スクールカウンセラーとのカウンセリングなどによって保護者を支援します――保護者研修

1要因分散分析の結果，言語の効果は有意差が見られなかった。平均評点は8.88〜9.51ととても高かった（表3-8）。Q14のコメントの共起ネットワークは，図3-21のとおり。共通の語は，「子供」「必要」「保護」「支援」などであった。

日本語に集まった語のうち「地域」で検索すると，「保護者や地域の大人へのサポートについては，もっと知恵を出し合って考えていく必要がある。本当に必要な人に届かないという実状がある」（P7，日本語，10点），「回復が進まなかったり，反応が強く出る子どもの背景には保護者の影響が大きいため，保護者への支援は大切。しかし，自身も反応があったり，メンタルの不調があったりする保護者は，研修会やカウンセリングへの参加が難しい。保護者へ働きかけるには，地域ぐるみの仕掛けが必要」（P4，日本語，9点），「保護者の予後については，ずいぶん年数が経ってから悪くなってきている実感がある。子どもへの見守りシステムやアプローチは，学校内で築かれつつある。なので，子どもを取り巻く保護者や，地域への支援や，心理教育や，カウンセリングなどが，今後いっそう重要になってくると思う」（P6，日本語，10点）が見られた。

英語の「健康」で検索すると，「親は健康チームの一部であって，そして同様にサポートを必要とする」（P40，英語，10点），「もし親が健康なら子

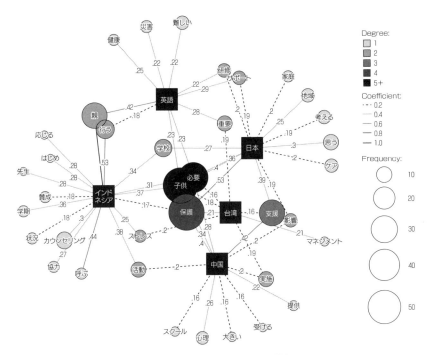

図3-21　Q14（保護者研修）のコメントの共起ネットワーク

どもも健康だろう」（P54，英語，10点）が見られた。

中国語では「心理」で検索すると，「保護者は子どもと日々生活している。したがって，もし保護者たちがある程度，災害後心理支援知識を持ち，ポジティブなやり方で子どもに関わり合うなら，彼らの積極的な影響力はスクールカウンセラーより大きい」（P74，中国語，9点），「保護者の心理状態は直接子どもの心に影響を与えているので，保護者への支援もとても必要」（P84，中国語，9点）が見られた。

台湾語では「重要」で検索すると，「保護者は子どもが発達していくなかでの重要な支えなので，支援システムのなかに保護者を取り入れるのは賛成」（P99，台湾語，10点），「家庭での雰囲気に関するストレスマネジメントは，児童や青少年にとって非常に重要である」（P123，台湾語，10点）が見られた。

インドネシア語では「学期」で検索すると、「子どもと子どもの親を呼ぶ。子どもが抱えている問題について話す。子どもが順調に勉強できるように、1学期に3回行う」(P141, インドネシア語, 10点)、「この活動は学期初めと中頃の、年2回行われる」(P132, インドネシア語, 10点) が見られた。

どの言語の専門家も、親の子どもに与える影響の大きさを認識している。しかし、日本語圏の専門家は、最も学ぶ必要のある親は研修会には来ないので、地域ぐるみでサポートする仕組みが必要だと述べている。一方、インドネシア語圏の専門家のコメントに「親を学期に数回呼ぶ」とあるが、学校に来られない親がいないか、確認する必要がある。

7. 支援システム——派遣心理支援チーム

1) Q1：外部の心理支援チームは、被災地の教師やカウンセラーを支援し、直接子どもを支援したいときは、被災地の教師やカウンセラーと一緒に活動します——派遣心理支援チーム

1要因分散分析の結果、言語の効果は有意差が見られなかった。平均評点は8.68～9.40ととても高かった（表3-9）。Q1のコメントの共起ネットワークは、図3-22のとおり。共通の語は、「教師」「支援」「被災」「子供」などであった。

日本語に集まった語のうち「活動」を検索語とすると、「被災地においては、子どもを支援する教師も被災しているにもかかわらず、子どもたちの心のケアに従事することを強く求められてしまう。そのような状況下では、外部の支援チームがそのことを理解し、実状や時期に応じて適切な心理支援活動することは、大変有効だと思う。ただし、支援の仕方は、支援者が肩代わりするのではなく、あくまでも被災地の子どもたちや地域とのつながりを尊重し、再構築という意味においても、一緒に活動できるような支援のあり方が望ましいと考える」(P16, 日本語, 10点)、「現地で活動されている方々自身が被災等のダメージを受けている可能性への配慮をしながらも、現地に暮らし、現地で活動される方々と協力をするのは、その安全性、継続性の観点から必要だと思う」(P25, 日本語, 10点)、「子どもの心理支援に限らず、大規模災害が発生すると、もともとその地に住んでいる支援者だけでは、マ

表 3-9　支援システム——派遣心理支援チームの活動評点の1要因分散分析

質問番号 時期	テーマ	言語	人数	平均値	標準偏差	F値	p値
Q1 発災から10年後間	派遣心理支援チーム	日本語	35	9.40	0.88	1.443	.223
		英語	19	8.63	1.42		
		中国語	34	9.12	1.01		
		台湾語	34	8.88	1.70		
		インドネシア語	20	9.10	0.91		
		合計	142	9.06	1.24		
Q3 発災から10年後間	支援者二次受傷	日本語	35	8.11	2.27	3.474	.010
		英語	17	8.24	1.44		
		中国語	33	9.55	0.97	日本語＜中国語	
		台湾語	34	8.94	1.91		
		インドネシア語	22	8.73	1.39		
		合計	141	8.76	1.77		
Q13 半年後から1年後の間	教育心理医療連携	日本語	35	9.54	1.04	1.896	.115
		英語	18	8.61	1.65		
		中国語	33	8.85	1.82		
		台湾語	33	8.91	1.57		
		インドネシア語	20	9.35	0.67		
		合計	139	9.08	1.45		
Q25 1年後から10年後の間	事前支援システム	日本語	35	9.57	1.09	2.479	.047
		英語	19	8.58	1.87		
		中国語	34	9.59	0.89	英語＜日本語，中国語	
		台湾語	34	9.29	1.43		
		インドネシア語	18	9.44	0.78		
		合計	140	9.36	1.26		

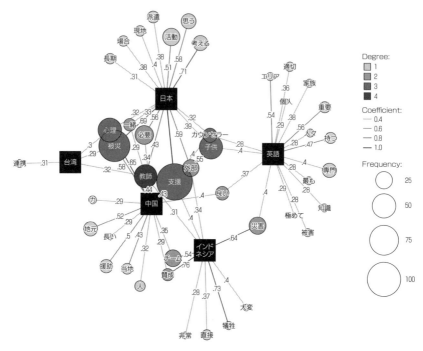

図 3-22　Q1（派遣心理支援チーム）のコメントの共起ネットワーク

ンパワーや対処能力に限界がある。また，『被災地の支援者』自身が被災者であり，冷静な判断や強いリーダーシップを発揮することが困難なことも多い。大規模災害時の対応に習熟した外部の支援者の指揮の下，地域外からの派遣チームが被災地の方々が必要とされる期間，活動することで，非常時を乗り切ることは必要であると考える。また，『派遣支援者』として活動を開始した場合であっても，継続的に派遣を繰り返すことで，『被災地の支援者』として機能することができている」（P2，日本語，9点）が見られた。

　中国語に集まった語のうち「地元」を検索語とすると，「外来の心理支援チームは，一つは被災地で長くいられないこと，二つは当地の文化がそんなに詳しくないという欠点がある。被災地の心理支援チームと連携すれば，この二つの問題を乗り越える。被災地のチームを介して，地元の人との良い関係も築くことができる」（P71，中国語，9点），「賛成する理由：①外部心

理支援チームの目標は緊急的な支援活動であり，長くいられることは不可能だし，緊急支援後にその仕事を地元の心理支援チームや，条件に満たした専門チームに託すこと。だから，地元の教師と医者，カウンセラーを，地元の力として育てることが大事な仕事である。②被災地に行くと，まず地元の文化を理解し，尊敬する。被災地の教師やカウンセラーが地元の人に良いサービスを提供するには，地元の専門チームの参加が不可欠である」（P79，中国語，10点），「①組織において，支援者が地元の政府のもとに，学校と協力して心理支援を行う。単独に行動するのはあまり勧めない。②心理支援というのは変化するプロセスであり，現地に1週間以上の時間が必要である。最初は実際の介入が必要。被災地のことを整えたら，被災地の教師や幹部への研修がメインとなる。被災地の緊急心理支援を終えたら，被災地に対して継続的な心理支援が必要だと思う。③被災地の教師や政府幹部，子どもの保護者に焦点を当てて介入する。④学校と保護者の資源を発展させ，子どもと教師のソーシャルサポートを強める」（P80，中国語，9点）が見られた。

　英語では「重要」を検索語とすると，「災害の被害者が，災害援助専門家によって引き起こされる『文化的なギャップ』や調整に伴う労力，さらに加わるストレスから，守られるべきである。そのためには，専門家がギャップを最小にするために，被災した地域の習慣を正当に評価し，それに従うことが極めて重要である。被災地の専門家が部外者によって尊敬されれば，それによって被災地の専門家はエンパワーされる」（P46，英語，9点），「被災者の最も身近にいる人が最も良い解決策を持っている。その人を健康な人が一緒に支えることは，燃え尽きることなく適切な仕事をするために重要である」（P40，英語，10点），「被災したエリアの文化的な認識と知識が重要」（P54，英語，9点）が見られた。

　台湾語では「連携」を検索語とすると，「教師の意志と心理援助に対する認知が，連携するかどうかに影響を与えている。しかも，教師自身も大きなストレスを抱えているかもしれないので，彼らの負担を増やす可能性もある。被災地の心理士が少ないことも普通である」（P118，台湾語，8点），「被災地の教師と心理士が連携すれば，被災者と被災地のニーズをより良く把握でき，関係性も築きやすい」（P106，台湾語，10点）が見られた。

　インドネシア語では「犠牲」を検索語とすると，「そのような支援活動に

大賛成。被災地の教師として、そのような支援活動によって犠牲者たちを支援するため、たとえば EMDR、神経支援 (Nerve assist)、リラクセーションなど、新しいやり方を経験できる」(P134、インドネシア語、9点)、「災害犠牲者たちへの対応において、支援を与えるための特別チームを設立することに賛成」(P135、インドネシア語、10点) が見られた。

2) Q3：被災者と関わるなかで経験する支援者の二次受傷と支援者間の傷つけを予防し対応する学会・国レベルのチーム体制を整え、その体制に参加します——支援者の二次受傷

1要因分散分析の結果、言語の効果は有意であり ($p < .05$)、多重比較の結果、日本語 (8.11) と中国語 (9.55) の間に有意な差が見いだされた (表3-9)。Q3のコメントの共起ネットワークは、図3-23のとおり。

日本語に集まった語のうち「学会」を検索語とすると、「現在、被災地で支援者として仕事をしている身なので、そういう意味では支援をしてもらう側。しかしながら、学会・国レベルで支援してもらっているという実感は正直なところあまりない」(P6、日本語、10点)、「支援者のサポートは必要だと思いますが、学会・国レベルのチーム体制は本当の支援なのか、よくわかりません」(P9、日本語、5点) が見られた。

中国語に集まった語のうち「専門」を検索語とすると、「賛成。援助チームのなかで援助者が二次受傷の被害リスクが高い人であり、援助体制のなかで専門的な予防と対応体制のことを考えなければならない。これは国の心理支援の専門性と、人文的関心のレベルも反映している」(P79、中国語、10点)、「災害後支援は継続的かつ長期的な仕事であり、国と学会の力がなければ長くは続かない。災害後支援の仕事も複雑で、専門的な指導が必要であり、研究を深めなければこの仕事ができない。一人や小さなチームで短時間に働くことは支援の禁忌であり、交替制度と専門家間が支え合う関係が必要で、援助をより良くできる条件でもある」(P76、中国語、10点) が見られた。

英語では「重要」を検索語とすると、「サポートを提供する教師を含めた援助者を援助することは、非常に重要。私も災害関連での専門家へ、スーパービジョンを提供している。その専門家は、災害によって家族を亡くした

第3章　災害後の時期に応じた子どもの心理支援　　101

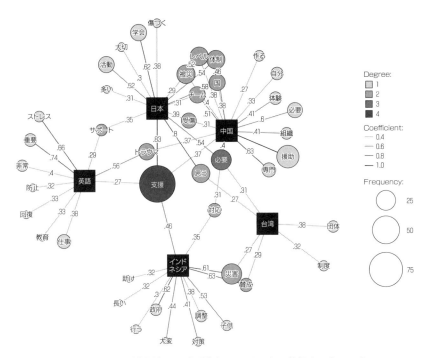

図3-23　Q3（支援者の二次受傷）のコメントの共起ネットワーク

子どもたちのグループを支援している。彼らの二次的ストレスをモニターすることは，健全な対応と回復のシステムを作り出すことになる」（P43，英語，9点），「二次的トラウマを処理することは，コミュニティの持続的な回復を支援するために非常に重要」（P45，英語，9点）が見られた。

　台湾語では「団体」を検索語とすると，「治療するより，予防するほうがいいと思う。国と民間団体の力を借りて，災害に準備しておくことに賛成する」（P94，台湾語，9点），「国レベルの団体制度を作るのは，国家や政府の役割と責任であり，その後の災害回復にも対応できる」（P95，台湾語，9点）が見られた。

　インドネシア語では「政府」を検索語とすると，「政府との協力によって災害対策ができるので，賛成」（P133，インドネシア語，10点），「問題は，政府と調整するのに長くかかること」（P130，インドネシア語，10点）が見

られた。

3）Q13：教師による心理社会的サポート，スクールカウンセラーによるカウンセリング，医療機関による治療といった，子どもの状態に応じた支援体制と連携システムを作ります——教育・心理・医療連携

1要因分散分析の結果，言語の効果は有意差が見られなかった。平均評点は 8.61～9.54 と高かった（表 3 - 9）。Q13のコメントの共起ネットワークは，図 3 -24 のとおり。

日本語に集まった語のうち「連携」を検索語とすると，「教師・スクールカウンセラー・医療の支援体制と連携のシステムを作ることは，支援を継続的・効果的に行ううえで，早急に必要なシステムだと思う」（P1，日本語，10点），「特に資源の少ない被災地においては必須だと思う。ただのシステ

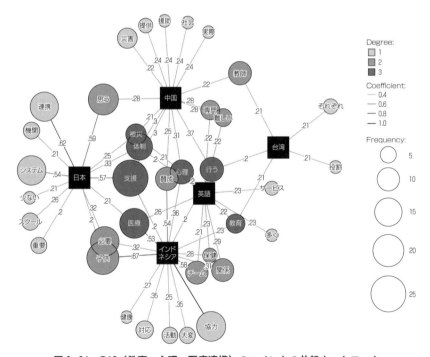

図 3 -24　Q13（教育・心理・医療連携）のコメントの共起ネットワーク

ムとしての連携ではなく，お互いが補い合えるかたちになるように連携ができるとよい」（P 4，日本語，10 点）が見られた。

中国語に集まった語のうち「提供」を検索語とすると，「被災地の学校では基本的にこのように支援を行うが，医療サービスを提供するのがとても難しい」（P85，中国語，10 点），「とても必要。しかし問題となるのは，教師によって心理社会サービスを提供すると，教師に余計な負担をかけてしまう。教師自身も被災者であり，さまざまなストレスに直面している。そのため，スクールカウンセラーによってこのサービスを提供したほうがいいと勧める」（P87，中国語，10 点）が見られた。

英語では「サービス」や「教育」を検索語とすると，「サービスは断片的。そのような調和のとれた体制は空想的ではないだろうか」（P43，英語，4 点），「このアプローチに同意はするが，私はただ，ソーシャルワーカーや心理士のような教育や精神保健の専門家と協力してきただけ。私は医療関係者と，現場で連携して働いたことはない。彼らはしばしば地元の病院に留まり，外に出ない」（P48，英語，9 点）が見られた。

台湾語では「役割」を検索語とすると，「システムで協力し合い，それぞれの役割を果たす」（P106，台湾語，10 点）が見られた。

インドネシア語では「協力」を検索語とすると，「先生と学校のカウンセラー，保健機関の医療担当との協力活動は，大変大きな支援になる」（P143，インドネシア語，10 点），「賛成。子どもの問題へより有能な対応ができるよう，チームによる協力は必要」（P138，インドネシア語，8 点）が見られた。

4）Q25：次の大災害に備えて，教育と心理と医療の専門家チームを国や省（県）のレベルで立ち上げます。支援プログラムを作成し，平時に訓練をします──事前支援システム

1 要因分散分析の結果，言語の効果は有意であり（$p<.05$），多重比較の結果，英語（8.58）と中国語（9.58），日本語（9.57）の間に，有意な差が見いだされた（表 3-9）。しかし，平均評点は 8.58〜9.58 と高く，特に中国語と日本語の専門家は，この活動が必須と評価したと考えられる。Q25 のコメントの共起ネットワークは，図 3-25 のとおりである。

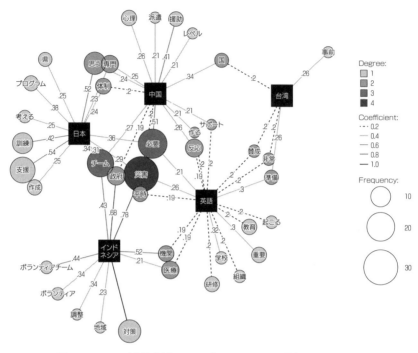

図 3-25　Q25（事前支援システム）のコメントの共起ネットワーク

　日本語に集まった語のうち「支援」を検索語とすると，「いつ起こるかわからない震災に対して，支援チームや支援プログラムの作成は急務であると思う」（P1，日本語，10点），「いつ起こるかわらない次の大災害への備えや，支援プログラムの作成は，必須だと考える。県士会の災害支援担当者として，県内のCRTや日本臨床心理士会の研修，JIMTEF研修などに参加している」（P2，日本語，10点）が見られた。

　中国語に集まった語のうち「援助」を検索語とすると，「日常でもある体制を作るべき，国や省のレベルで，教育と心理，医療の専門家によって成り立ったチームが必要。援助項目を作成し，日常でも訓練していく」（P66，中国語，10点），「四川大地震と江蘇省阜寧県竜巻（2016年）の援助経験によると，各方面の努力で作られたこのようなチームは，定期に交流し勉強すると，災害後でいち早く対応することもできる」（P75，中国語，10点）が

見られた。

　英語では「学校」を検索語とすると，「私はこの文章に同意する。私は災害レジリエンスオーストラリア学校ネットワーク（DRASEN）の一員である。私たちは情報を共有して，災害レジリエンスと教育を促進し，学校での能力を高めるために働いている」(P43，英語，6点），「私は1年を通して，学校でトラウマ介入の研修を提供している。それが理由である。専門家チームは，トレーナーと地元の教師が含まれる。医療スタッフは必ずしも必要ではない。私は医療スタッフを入れることに賛成だが」(P47，英語，10点）が見られた。

　台湾語では「事前」を検索語とすると，「事後で募集するのではなく，事前の準備が必要」(P101，台湾語，10点），「災害の発生は願っていないが，不幸は予期しない時にやって来るというように，事前に準備ができたら，用意しても使わないことを祈る」(P106，台湾語，10点）が見られた。

　インドネシア語では「対策」を検索語とすると，「ORARI（ラジオ協会）とか，Bakornas（国家災害対策調整庁）などの，災害対策ボランティアチームがある」(P132，インドネシア語，10点），「アチェの地方政府は，赤十字，SAR（捜索救難），ボランティアからなる災害対策チームを設立した」(P134，インドネシア語，10点）が見られた。

第4節　総合考察

1．理論的課題

1）被災体験の表現
A．早期開始には否定群の見解
　学校再開前（Q2）や学校再開から早い時期（Q6）に被災体験の表現をうながすことは，英語・日本語・中国語圏の専門家は，「やってはいけない」と評価した。その理由は，「安心・安全な場で行える」(P2，日本語，1点），「安全と安心をまず保障」(P53，英語，1点），「安定かつ安全な枠組みがなければ，子どもに被災体験を描いてもらうのは二次被害になりやす

い」(P84, 中国語, 1点)とのコメントから, 被災から数カ月（災害の規模によってこの月数は異なる）は, まず必要な体験は安全・安心であると考えていた。

そして, この時期に必要な体験は,「家族メンバーとの再会, 日常の規則正しい活動と安全の再確立, 対処スキルといった基本的ニーズに焦点を合わせる」(P53, 英語, 1点),「寄り添うことが一番いい」(P62, 中国語, 0点）から, 安全・安心が第一で, 日常の規則正しい生活, 災害後の日常ストレスへの対処スキルの体験が必要だと考えていた。

また, 日本語・中国語圏の専門家は, 被災体験を表現し, 分かち合うことは大切であるが, 個人のペースを尊重し, 日常の表現活動（担任との連絡帳など）で自然に表現されることを待つことが大切だと考えていた。一方, 英語圏の専門家は,「被災体験の表現は, ストレス障害になったとき, 個人にはTF-CBTを, 集団ではCBITSを行う」(P53, 英語, 0点）と考えていた。

被災体験の表現として, Q2（避難所で）とQ6（学校再開後できるだけ早い時期）の質問は, ディブリーフィングの考えに基づいて作成した。では, なぜ, ディブリーフィングを災害後早期にやってはいけないのか。その理論的裏づけとなった研究の一つが, Sijbrandijら (2006) である。

トラウマサバイバー295名を, 教育的ディブリーフィング群 (Mitchellの7段階を体験) と, 情緒的ディブリーフィング群（5. 症状「どんな症状が起こっていますか」と6. 教育「自然な正常な反応ですよ」の2段階を含まないディブリーフィング）と, 統制群にランダムに振り分けた。その結果, 情緒的ディブリーフィング群は統制群に比べて, 6週間後の時点でPTSD症状, 特に過覚醒症状が有意に高いことを見いだした。結果, 情緒的ディブリーフィングは回復を遅らせることがわかった。すなわち, もし, 子どもが安全感・安心感を持てない状況で, 被災体験の表現を他者にうながされたならば, それは覚醒水準を高め, 嫌な気分にさせて, もう二度と話したくないと回避を強め, ストレス障害のリスクを高めてしまうとの考えである。この考えは, 日本語・英語・中国語圏の多くの専門家に共通するものであり, 急性期の心理支援のガイドラインであるアメリカ国立PTSDセンター版PFAの考えとも一致する。

B．1年後からは肯定

　一方，1年後の被災体験の表現活動と分かち合い（Q18）は，どの言語圏の専門家も「やってよい」との評価であった。その理由は，「回復へのステップとして重要である」（P50，英語，10点），「重要な心理アセスメントのチャンス」（P83，中国語，10点），「分かち合う体験が非常に重要」（P6，日本語，10点）と，被災体験の表現に積極的な意味を考えていた。また，「災害体験と心理教育・ストレスマネジメントをセットで行う意義は大きい」（P1，日本語，10点），「もし，心理教育，瞑想のレッスン，呼吸法，トリガー，不安，悲嘆を含む，大きな介入プログラムの一部であるなら賛成」（P54，英語，10点）から，被災体験の表現のみを行うのではなく，ストレスマネジメントと心理教育の活動をセットとして行うことが大切であると考えていた。

C．被災体験の表現としての語り

　岩井（2015）は，「〈語る〉を支えるケア」を提唱している。被害者や遺族が語る悔恨や不安を尊重し，傾聴することが，語りえなさを超えて語ろうとする被害者の回復につながると述べている。また，「語るべき言葉を奪われた被害者を保護し，支持し，受容するなかで被害者に奪われた言葉をとりもどし，その語れる被害者がエクスポージャーなり認知行動療法なりといったさまざまな治療を受けていくなかで回復していく」（岩井，2015，p.11）とも述べている。災害後のどの時期に，どのような人が，どのように，「〈語る〉を支えるケア」を，すべての児童生徒を対象とした教室で行うことができるかを明らかにする必要がある。

　CBITSは，メンタルヘルスの専門家が行うトラウマのある子どもへの集団認知行動療法であるが，SSETは，教師やカウンセラーが行うことができるプログラムである。そのプログラムでは，トラウマの心理教育とリラックス法（レッスン2）が，トラウマの語り（レッスン6，レッスン7）の前に子どもが体験するようになっている。ただし，このアメリカのプログラムは，ストレス障害の症状のある子どもを抽出して，親と子どもの了解を得て，教室ではない学校のスペースで行うという点が，ストレス症状のない子どももいる教室で被災体験の表現と分かち合いを行っている日本や中国とは，異なる点である。

D．早期開始に肯定群の見解

　台湾語とインドネシア語圏の専門家は，被災直後からの被災体験の表現活動を，積極的に意味ある活動と考えていた。台湾では災害後の心理支援のテキストに，ディブリーフィングの考えを取り入れているとのことであった（2017年9月に山東理工大学で行われた，第9回アジア災害トラウマ国際学術大会のシンポジウムでの台湾専門家の発言から）。ただ，ディブリーフィングのステップをそのまま実践しているのではなく，子ども同士の分かち合いや，ポジティブな交流を大切にしていた。台湾の専門家からの活動内容のさらなる報告と，子どもの反応についての報告が，期待される。

　インドネシア語のアチェの調査協力者は，2004年12月のインド洋大津波を経験しており，調査時点では被災から12年が経過していた。そのため，災害直後のことを想起しづらかったのかもしれない。インド洋大津波の半年後に，世界教職員組合主催の学校再建とトラウマカウンセリングプロジェクト会議で，アチェの心理学の専門家は，「西欧の専門家は泣くことを勧めるが，このアチェでは泣くことは良いことではない」と語った一方，ある教師カウンセラーは，「聖職者の前では泣けなかったが，あなたの前では泣くことができた。ありがとう」と，自分のトラウマカウンセリングを受けた人が語ったと話してくれた（冨永・高橋，2005）。

　その教師カウンセラーは子どもと母を津波で亡くしており，「思い出して苦しくなったとき，背を立てて，アラーの言葉を身体に送りながら胸を前後にゆっくり動かすと心が落ち着いていったので，この方法を多くの人に紹介しました」と語っていた。被災体験の表現をアチェの専門家が重視していることは，災害がアチェの文化を変えた可能性が考えられる。これを結論するには，さらなる調査が求められる。

2）防災教育と心理支援の融合

A．被災直後の防災教育と心理支援

　防災教育と心理支援の融合（Q9）の活動の評価は，すべての言語圏の専門家で高かった。その理由は，日本語圏の専門家は，被災地での防災教育がトラウマ記憶のトリガーになるため心理支援が必須と考えており，中国語やインドネシア語や台湾語圏の専門家は，災害時に冷静に対応でき，コント

ロール感が増すことを強調していた。英語の専門家のなかには，「重要であるが，ここではなされていない」というコメントがあった。日本も中国もインドネシアも大規模災害を経験しており，防災教育が次の災害から命を守るための実践として行われてきた一方，英語の専門家は，アジアで起こったような大規模災害の経験が乏しいため，防災教育と心理支援を融合して行うという実践に至っていないのかもしれない。

　TF-CBT には，「安全スキル」（safety skills）の記載がある。TF-CBT は主に性被害などによるストレス障害に対応した治療法であり，安全スキルは被害を防ぐスキル訓練である。しかし，その実施の時期については，「安全スキルを教えるタイミングは慎重に考えられなければならず，一般的に，子どもがトラウマ体験の語りを終えた後に教えられることが望ましい」（Cohen et al., 2006, p.158）と記されている。この論理では，避難訓練は被災体験を語れるようになったあと，行うことになる。しかし，それは災害では現実的ではない。大きな余震に対処する方法を，なるべく早く学ぶ必要があるからである。

　冨永（2017）は，強い余震が頻発した熊本地震の重災地域の小学校で，睡眠やイライラと余震への対処を考え，望ましい対処法を提案した，心のサポート授業を行った。心理支援と防災教育をセットで行えば，強い心身反応を示す児童はいなかった。文部科学省（2014）の子どもの心のケアのガイドラインでは，被災地での防災教育はトラウマ記憶のトリガーとなるため，学校再開直後には避難訓練をやってはいけないとしている。しかし，心理支援と防災教育を一体的に取り組むことにより，強い心身反応を抑制できるため，防災教育と心のケアの専門家が協働で研究実践し，適切なガイドラインの作成を急ぐ必要がある。

B．防災教育としての語り継ぎ

　語り継ぐ防災教育（Q24）に関しては，「作文を残すことによって，震災体験を語り継いでいける」（P 2，日本語，10点），「次の世代が気をつけるために，アチェの津波災害は次の世代に語り継がれていかなければならない」（P124，インドネシア語，9点），「防災知識があるからこそ，災害により良く対応できる」（P63，中国語，9点）が見られた。一方，「私はこの質問を理解していない。災害民間伝承って何ですか？」（P48，英語，8点）

が見られた。

　インドネシア・アチェ州のシムル島では，人口7万8千人のうち，津波の死者はわずか7人だった。「地震が来たら山に逃げろ」というスモン（津波を意味する現地語）という歌によって，津波の脅威が語り継がれていたためであった（高藤，2011）。日本の東北にも，「津波てんでんこ」という言葉がある。それは「地震が来たら少しでも高い所に逃げろ」という言い伝えである。矢守（2012）は，「津波てんでんこ」には，自助原則の強調（自分の命は自分で守る），他者避難の促進（我がためのみにあらず），相互信頼の事前醸成，生存者の自責感の低減，という四つの意味が込められていると指摘している。

　語り継ぎは次世代の減災につながるとともに，自責感を減じることは，ストレス障害のリスクを減じることにもつながると考えられる。インド洋大津波，四川大地震，東日本大震災と，多くの犠牲者を出した災害を経験しているアジアは，災害を語り継いで次の災害から少しでも被害を少なくしようとする「減災」の取り組みが，西欧諸国に比べて盛んなのかもしれない。わが国の防災教育の専門家と心のケアの専門家の協議により，安全で成長につながる被災後の防災教育と心のケアを融合したガイドラインを，新たに作成する必要がある。西欧のガイドラインを参考にするだけでなく，大規模災害を経験してきたアジアの研究者と実践家が，自らの経験を結集したガイドラインが望まれる。

2．方法——集団へのアプローチ

1）ストレスチェックとストレスマネジメント

　集団へのアプローチのストレスチェックとストレスマネジメントでは，クラスで取り組む健康チェックとストレスマネジメント（Q7）と，発災から半年後以降のトラウマチェックとストレスマネジメント（Q12）の活動評価と，長期体制（Q4）の活動評価を求めた。健康チェックとトラウマチェックとストレスマネジメントは，すべての言語圏の専門家で評価が高かった。コメントから，ストレスチェックの意義として，「スクリーニングができるためと，子どもが自分のストレスを知ることでストレスをコントロールでき

る」という2点が考えられる。

　ストレスアンケートの位置づけとして，①自分のストレスを知るために，②スクリーニングとして，③PTSDの診断の補助として，の三つがある。冨永（2014）は，災害事件後の3段階心理支援モデルでは，教室ですべての児童生徒を対象とし，心のサポート授業のなかで子どもが自分のストレスを知るためにストレスチェックを行い，学校再開から早期においては，5項目といった少ない項目で睡眠・体調・イライラなど基本的な健康に関する項目に限定し，半年後（災害の規模によって異なる）には，トラウマストレスチェックとトラウマの心理教育とストレスマネジメントを含む心のサポートを提案した。

A．活用時期

　ここで，トラウマストレスの心理教育やチェックリストの活用の時期を考察したい。

　アメリカ国立PTSDセンター版PFAには，トラウマストレスの対処のコンポーネントが入っているが，WHO版PFAには，トラウマストレスについての言及はない。IASCガイドラインもトラウマを強調していない。災害から早期に日常生活を取り戻す支援が重要であり，その時期にトラウマについての心理教育を前面に出さないほうがよいのかもしれない。日常性が少し回復し，避難所から仮設住宅に転居する頃に，悪夢を見たり，つらいことを思い出したりすることが増え，その反応に対してどのように対処したらよいかを学ぶトラウマの心理教育が必要となる。

　服部・山田（1999）は，阪神・淡路大震災後の子どもの心のケアとして，絵入りの「自分を知ろうチェックリスト」を開発し，ストレスマネジメントを取り入れた。その後，冨永・髙橋（2009）と冨永（2009）は，ストレスチェックの位置づけを，スクリーニングを第一の目的にするのではなく，子どもが自分のストレスを知るための自分教材と位置づけた。もちろん，ストレスチェックの結果は，イエローゾーンの子どものスクリーニングにもなる。

2）クラスワイドの活動

　クラスワイドの活動としては，アニバーサリー反応への対応（Q16），回

避の意味（Q17），級友の喪の作業（Q19），日常ストレスマネジメント（Q20）の活動評価を求めた。アニバーサリー反応では，中国語圏の専門家の平均評点が7.65であり，回避の意味で英語圏専門家の評点は6.21と，十分に高い値ではなかった。いずれも翻訳の問題があると思われる。そのため，これらのクラスワイドの活動は，ほとんどの言語圏の専門家により支持されたといえる。

A．アニバーサリー反応への対応

東日本大震災を経験した日本では，「3.11が近づくなか，学級の子どもたちや保護者に，お話や文書で伝えている」（P6，日本語，10点）との記載が見られた。四川大地震を経験した中国では，「アニバーサリーはトリガーになる可能性がある。同時に，心理回復のきっかけになる可能性もある」（P79，中国語，10点）との記載が見られた。トラウマ記憶は五感の記憶ともいわれ，季節感や報道による視聴覚情報など，あらゆる刺激が思い出させるトリガーになる。しかし，アニバーサリー反応が起こることは自然で，それは閉じ込めていた記憶に向き合う機会でもある。災害は個々に体験が異なるため，個々のペースに応じた向き合い方が必要かもしれない。

大規模災害は街の破壊だけでなく，かけがえのない家族や友だちの命を奪う。級友が亡くなり，その学期が終わる。その学年が終わり，その学校を卒業する。こういった節目に級友の思い出を共有し，涙を流し，そして心の中に級友を生かしていく喪の作業は，クラスメイトや教職員だけでなく，ご遺族にも温かな気持ちを送ることになる。しかし，「提案しても，実際行うかどうか」（P23，日本語，10点），「時間が重要。子どもの精神健康状態や家族のコミュニティー・サポートをアセスメントして」（P48，英語，9点）など，事前の準備と打ち合わせと時期など，慎重に行わなければならない。インドネシア・アチェは厳格なイスラム教徒であり，「お祈りやコーランを読む」（P133，インドネシア語，9点）など，祈りが多く記載されていた。

B．日常のストレスマネジメント

日常ストレスマネジメントでは，「時間とともに，日常生活に起こるストレスの支援が増えてくる」（P4，日本語，10点），「子どもたちがより良いコーピング方略を持てば持つほど，ストレスを上手く処理する」（P50，英語，10点），「地元文化や中国の伝統医学，つぼマッサージなどの両方と結

び合い」(P83, 中国語, 8点),「心理健康やレジリエンスを高める」(P106, 台湾語, 10点),「子ども委員会の委員選出の際にストレスマネジメントを行います」(P14, インドネシア語, 10点) など, 言語を問わず必要な体験であることがわかる。共起ネットワーク (図3-12) では, 一つの言語にユニークな「語」はなく, 必ず複数の言語と結びついていることが特徴的であった。

3. 方法——個人へのアプローチ

個人へのアプローチとして, 子どものカウンセリング (Q8), 家族を亡くした子どもの支援 (Q10), 転居児童の支援 (Q15), いじめ暴力へのトラウマ視点の対応 (Q21), 災害時幼児だった子どもへの支援 (Q22) の活動評価を求めた。

災害時幼児だった子どもの支援に関して, 英語圏の専門家は他の言語の専門家に比べ低い平均評点 (5.65) であった。評点の低かった英語のコメントは,「私はこのトピックの経験や知識を持っていない」(P50, 英語, 5点),「幼児の親へのサポートを提供してほしい」(P53, 英語, 5点) と, 経験がないことと, 幼児期にもっと親へのサポートをすべきというコメントが得られた。

転居児童の支援に関しては, 英語圏の専門家が他の言語の専門家に比べ低い平均評点 (7.29) であった。低い評点のコメントを見ると, 転居した子どもたちは新しい環境に慣れるのが大変であるが, フォローアップができなかったため低い評点を与えた者と, 転居児童の支援は必要がないと考えている者に分かれた。転居児童は, 被災地という傷跡が生々しく残っている土地より被害を受けてない街のほうが安全で安心な生活ができる一方, トラウマ体験を共有できる者が少なく, トラウマ記憶を封印しがちになる。

ストレス障害の子どものカウンセリングに関しては, 日本語, 中国語, 台湾, インドネシアの専門家は,「スクールカウンセラーに求められる大きな役割」(P21, 日本, 10点),「子どもの健康成長をうながすことができる」(P80, 中国語, 10点),「専門性のあるカウンセリングを提供」(P114, 台湾, 10点),「カウンセリングを行うことは大変必要なこと」(P136, インド

ネシア語，10点）であるのに対し，英語圏の専門家は，「合衆国ではスクールカウンセラーが治療を提供できるように訓練されていません」（P37，英語，2点）であった。合衆国では，教師は教科教育に特化して指導し，スクールカウンセラー，スクールサイコロジスト，児童精神科医と，専門性がより特化しているのかもしれない。

　家族を亡くした児童の支援に関しては，合計平均評点が9.46と，25項目中最も高かった。「折に触れ，反応が見られる。長い支援が必要」（P4，日本語，10点），「ソーシャルワークも同時に行うべき」（P75，中国語，8点），「一人の子どもに援助者を特定」（P81，中国語，10点），「喪の作業にとって重要」（P51，英語，9点），「心理援助とアセスメントと介入が必要」「継続的な支援」（P129，インドネシア語，10点）と，長期的，重層的な支援が求められる。

4．支援システム

1）教師・保護者トレーニング

　支援システム教師と保護者トレーニングでは，教師研修（Q5），教師の役割（Q11），教師の分かち合い（Q23），保護者支援（Q14）の活動評価を求めた。教師役割を除いて，平均評点は9点を超えており，評価が高かった。

　教師役割（教師はカウンセリングやストレスマネジメント授業をスクールカウンセラーの助言のもとに行います）は，インドネシア語の平均評点（9.55）が高く，他の4言語との間に有意な差が見られた。日本語・英語・中国語の平均評点が7点台で標準偏差が2点台であったため，否定的評価と肯定的評価に割れていることから，評点の高低のコメントを検討してみる。

　高い評点のコメントは，「子どもたちに指導してカウンセリングを行うのが，教師の役割」（P137，インドネシア語，10点），「地元の教師がカウンセリングやストレスマネジメント授業を実施するなら，長期的に子どもを援助できる」（P71，中国語，9点），「スクールカウンセラーの人数が少ないので，教師と共同の心理教育は効果も高められる」（P58，中国語，8点），「子どもたちを一番わかっているのは学級担任」（P26，日本語，10点），「教

師自身がカウンセリング・マインドを持ち，子どもたちの変化を長期的に見守り，介入する力を」（P27，日本語，10点），「教師は良い回復のサポートの重要な部分」（P43，英語，10点），「サポートを提供することができる人は誰でも必要」（P46，英語，9点）などであった。

　低い評点のコメントは，「教師はカウンセリングやストレスマネジメント授業の実施について，技能的に自信がない」（P 3，日本語，6点），「教師はカウンセリングを提供しない。ストレスマネジメントとPFAについては，教師はOKだが」（P37，英語，6点），「カウンセリングについては，スクールカウンセラーが行うべき」（P21，日本語，5点），「カウンセリングは評価をしないカウンセラーが行うから安心して受けられる。ストレスマネジメントの授業は，スクールカウンセラーと一緒に行ってもよい」（P 9，日本語，5点），「カウンセリングのような専門性が高い仕事は，スクールカウンセラーに任せるべき」（P78，中国語，2点），「教師はこの役割の訓練をされてない」（P50，英語，5点），「教師は子どもたちを"採点"する。カウンセリングを提供することは，彼らの範囲から外れている」（P42，英語，1点）などであった。

A．カウンセリングとカウンセリング・マインド
　ヤギ（2010）は，「（アメリカでは）教師は担当教科のスペシャリスト。スクールカウンセラーの役割は，生徒の学力，教育，キャリア，さまざまなカウンセリングと指導を行うこと」（p. 3）と述べている。本調査結果での「教師はカウンセリングを提供しない」（P37，英語，6点）は，ヤギ（2010）が述べていることと一致する。

　一方，英語・中国語・日本語圏の専門家も，この活動に高い評価を与えている者もいた。それは，「カウンセリング」を調査協力者がどのようにとらえているかによるのではないかと考えられる。「教師自身がカウンセリング・マインドを持ち」（P27，日本語，10点）とあるように，「カウンセリング・マインド」として「カウンセリング」をとらえている者と，心理療法としてカウンセリングとしてとらえている者がいるのではないだろうか。

　鵜養・鵜養（1997）は，「カウンセリング・マインドを持って子どもに接するというのは，教育指導をする専門家としての教師の本分を十分にわきまえた上で，一人ひとりの子どもに新たな目を向けてみることを強調してい

る」(p.36)，そして「たとえば反社会的な行動や自己破壊的な行動は許してはならない，というきっぱりした教師の姿勢を持ちながら，そのような行動が実際に出てきたときには，身をもってそれを阻止する行動力を持ちながら，その一方でそうせざるをえない子どもの気持ちを理解するということになる」(p.37) と述べている。

　すなわち，災害後には，教師は「一人ひとりの子どもに目を向け，子どもの気持ちを理解する」ことがより求められる。西欧でも，Kenardy ら (2011) のトラウマ的な出来事に対する子どもの反応・教員用マニュアルでは，子ども理解のために災害後のストレス・トラウマ反応を教師が理解し，教師ができる活動を列挙している。「教師は良い回復のサポートの重要な部分」(P43，英語，10点) であり，P43 はオーストラリアの専門家であるので，教師の役割を重視していると考えられる。一方，アメリカで開発された SSET は，教師とカウンセラーが活用できる集団認知行動療法プログラムであり，アメリカでも，教科担当のスペシャリストだけでなく，一人ひとりの子ども理解の役割が考えられようとしているのかもしれない。

B．教師によるストレスマネジメント

　「ストレスマネジメント」は，英語圏の専門家も，教師が行うことができると考えている。ストレスマネジメントは，子どもの気持ちの理解と，やってはいけない行動を望ましい行動に置き換えるコーピングスキルを提案しているため，どの国でも教師とカウンセラーがクラスワイドで子どもに提案できる心のケアの理論とスキルといえる。ハリケーン・カトリーナ後に子どもの支援に長期に関わってきた Walker, D. 博士は，東日本大震災後の日本の取り組みを聞いて，「ハリケーン・カトリーナでは被災した教師のサポートができなかった。教師とスクールカウンセラーが協働で行うストレスマネジメント授業は，教師のメンタルケアにもなる良い方法です」とコメントした (2012 年，日本心理臨床学会大会支援活動委員会企画シンポジウム)。

　さまざまな国での災害後の子どもの支援について情報交流を図ることで，各国の良い取り組みを知り，より良い方法と支援システムを構築する必要がある。

2）派遣心理支援チーム

　派遣心理支援チームでは，派遣心理支援チーム（Q1），支援者二次受傷（Q3），教育心理医療連携（Q13），事前支援システム（Q25）の活動評価を求めた。合計平均評点は 8.76～9.36 と高く，これらの活動はどの言語圏の専門家からも，望ましい活動と評価された。

　派遣心理支援チームでは，「被災地はダメージを受けているので外部からの心理支援の専門家は必要である。ただし，肩代わりするのではなく，一緒に活動することが望ましい」。また，「被災地の文化を理解すること」「外部からの派遣心理士は被災地の教師やカウンセラーの研修の役割を担うこと」などが要点として挙げられた。

　支援者の二次受傷の防止では，中国語の専門家の評点が日本語の専門家に比べて高かった。中国では，四川大地震で初めて「心理援助」の必要性がメディアを通して叫ばれ，多くの者が心理援助に被災地にかけつけた。冨永ら（2010）は地震発生の2週間後に，重慶の西南大学で研修を行った。研修参加者の質問から，政府関係者からディブリーフィングが推奨され被災地は混乱していたこと，単独行動の支援者が多く，チームの組織化が求められていることがわかった。その後，中国科学院心理研究所のスタッフが，心理健康教育の指導案を作成，心理健康教師を育成し，被災地に心理援助ステーションを開設，被災地のカウンセラーをスーパーバイズするシステムを構築していった。中国科学院心理研究所は基礎と臨床の両方を実践しており，組織的な支援者の支援体制を整備していった。そのため，支援者の二次受傷防止のシステム構築には，高い評価を与えたと考えられる。

　教育・心理・医療連携では，「教師・スクールカウンセラー・医療の支援体制と連携は，支援を継続的効果的に行ううえで不可欠」「資源の少ない被災地では必須」「医療との連携は，スクールカウンセラーが窓口になることで，教師の負担を軽減できる」など，肯定的評価がほとんどであった。しかし，英語の専門家のコメントで，「そのような体制は空想的」（P43，英語，4点）と否定的なコメントがあった。西欧の教育・心理・医療連携システムとアジアの支援システムとの違いを，調べてみる必要がある。

　事前支援システムでは，「災害に備えて，支援チームと支援プログラムの

作成は急務」「チームが定期に交流勉強する，事前の準備が大切」など，どの言語圏の専門家もこの活動を重視していた。

5．理論と方法と支援システムについて

　理論においては，被災体験の表現が言語圏によって意見が分かれた。台湾語とインドネシア語圏の専門家は，災害直後から被災体験の表現と分かち合いを重視していた一方，日本語・中国語・英語圏の専門家は，直後期には被災体験の表現をうながさないほうがよいと考えていた。

　防災教育と心理支援の融合は，どの言語圏の専門家も高い評価を与えた。一方，英語圏の専門家はこの活動に高い評価を与えたが，経験は乏しいことがわかった。

　方法においては，集団と個人へのアプローチから検討した。ストレスマネジメントと心理教育をセットでストレスチェックを行うことは，どの言語圏の専門家からも同意を得た。西洋ではストレスチェックがスクリーニングテストとして活用されているが，子どもが自分のストレスを知るためのストレスチェックを第一の目的とし，その結果としてスクリーニングとして活用できるという方法論が，世界の新しいモデルになる可能性が示唆された。

　支援システムにおいては，教師の役割が西洋と東洋では異なることが，コメントから確認された。

　追記：本章は，以下の研究者による共同研究成果の報告である。
　研究責任者：冨永良喜（兵庫教育大学教授）
　共同研究者：Douglas Walker (Chief Programs Director Mercy Family Center in New Orleans, Louisiana)・吉沅洪（立命館大学教授）・刘正奎（中国科学院心理研究所所长助理，所青年创新团队主任，教授）・祝卓宏（中国科学院心理研究所・所青年创新团队，教授）・龙迪（中国科学院心理研究所・应用研究版块，教授）・吴薇莉（中国西华大学教授）・陶新華（苏州大学副教授）・游永恒（四川师范大学教师教育学院院长）・汤永隆（西南大学心理学院副教授）・賴念華（國立臺灣師範大學・教授）・Dra. Irianti (SMA Negeri 2 Unggul Ali Hajmy Indrapuri Kabupaten Aceh Besar)・Dra. Rosnidar

(SMA Negeri 3 Peusangan)・Robyne Le Brocque (The University of Queensland The school of Medicine NHMRC Research Fellow)・松本有貴（徳島文理大学人間生活学部児童学科教授）

兵庫教育大学連合大学院共同研究プロジェクト研究科教員共同研究者：岩井圭司（兵庫教育大学教授）・遊間義一（兵庫教育大学教授）・有園博子（兵庫教育大学教授）・葛西真記子（鳴門教育大学教授）・上村弘子（岡山大学准教授）・宮下敏恵（上越教育大学教授）

【文献】

Brewin, C., Andrews, B., & Valentine, J. (2000) Meta-analysis of risk factors for posttraumatic stress disorder in trauma exposed adults. *Journal of Consulting and Clinical Psychology*, 68, 748-766.

Cohen, J. A., Mannarino, A. P., Deblinger, E. (2006) *Treating trauma and traumatic grief in children and adolescents: Treatment manual.* New York: Guilford Press. （白川美也子・菱川愛・冨永良喜監訳〈2014〉子どものトラウマと悲嘆の治療──トラウマ・フォーカスト認知行動療法マニュアル．金剛出版）

Foa, E., Hembree, E., & Rothbaum, B. (2007) *Prolonged exposure therapy for PTSD: Emotional processing of traumatic experiences, therapist guide.* Oxford University Press.

Gilbertson, M. W., Shenton, M. E., Ciszewski, A., Kasai, K., Lasko, N. B., Orr, S. P., & Pitman, R. K. (2002) Smaller hippocampal volume predicts pathological vulnerability to psychological trauma. *Nature Neuroscience*, 5, 1242-1247.

服部祥子・山田冨美雄編（1999）阪神淡路大震災と子どもの心身──災害・トラウマ・ストレス．名古屋大学出版会

樋口耕一（2014）社会調査のための計量テキスト分析──内容分析の継承と発展を目指して．ナカニシヤ出版

岩井圭司（2015）記憶のケア，そして〈語る〉を支えるケアへ．トラウマティック・ストレス，13(2)，111-121．

Kenardy, J. A., De Young, A., Le Brocque, R. M., & March, S. (2011) *Childhood trauma reaction: Teacher manual.* The Queensland Government Natural Disaster Response.（松本有貴〈2015〉大規模災害後の子どものメンタルヘルスサポート報告書）

Kessler, R., Sonnega, A., Bromet, E., Hughes, M., & Nelson, C. (1995) Posttraumatic stress disorder in the National Comorbidity Survey. *Archives of General Psychiatry*, 52, 1048-1060.

文部科学省（2014）学校における子供の心のケア［https://anzenkyouiku.mext.go.jp/mextshiryou/data/seikatsu07.pdf］（2017年9月20日確認）

文部科学省（2017）児童生徒の教育相談の充実について──学校の教育力を高める組織的

な教育相談体制づくり．教育相談等に関する調査研究協力者会議 [http://www.mext.go.jp/component/b_menu/shingi/toushin/__icsFiles/afieldfile/2017/01/25/1381051_2.pdf]（2017.10.10 確認）

日本心理臨床学会支援活動委員会（2014）大規模自然災害後における学校での心理支援のあり方に関する研究調査報告書──養護教諭へのアンケート調査結果

Sijbrandij, M., Olff, M., Reitsma, J. B., Carlier, I. V., & Gersons B. P. (2006) Emotional or educational debriefing after psychological trauma: Randomised controlled trial. *British Journal of Psychiatry*, **189**, 150-155.

高藤洋子（2011）口承文藝が防災教育に果たす役割の実証的研究──インドネシア・ニアス島における事例調査を通じて．アゴラ：天理大学地域文化研究センター紀要，**8**，37-55．

冨永良喜（2009）ストレスアンケートと心理教育のためのリーフレット．杉村省吾・本多修・冨永良喜・髙橋哲編．トラウマのPTSDの心理援助──心の傷に寄りそって．金剛出版，pp.71-90．

冨永良喜（2012）大災害と子どもの心．岩波書店

冨永良喜（2014）災害・事件後の子どもの心理支援──システムの構築と実践の指針．創元社

冨永良喜（2017）大災害と子どもの心のケア──子どもの成長につながる支援活動を考える．月刊保団連，**1237**，16-21．

冨永良喜・小林朋子・Ji Yuanhong・高橋哲・有園博子（2010）大規模災害直後における海外からの心理的支援のあり方の検討──四川大地震後の中国心理専門家への日本チームによる心のケア研修より．心理臨床学研究，**28**(2)，129-139．

冨永良喜・高橋哲（2005）子どものトラウマとストレスマネジメント．トラウマティック・ストレス，**3**(2)，37-43．

冨永良喜・髙橋哲（2009）心のケアとは．杉村省吾・本多修・冨永良喜・髙橋哲編．トラウマのPTSDの心理援助──心の傷に寄りそって．金剛出版，pp.47-55．

鵜養美昭・鵜養啓子（1997）学校と臨床心理士．ミネルヴァ書房

van Emmerik, A. A. P., Kamphuis, J. H., Hulsbosch, A. H., & Emmelkamp, P. M. G. (2002) Single session debriefing after psychological trauma: A meta-analysis. *Lancet*, **360**, 766-771.

ヤギ・ダリル・タキゾウ（2010）日本と米国におけるキャリア教育──学校と仕事をつなぐ．ビジネス・ラバー・トレンド，**3**，2-5．

矢守克也（2012）津波てんでんこの4つの意味．自然災害科学，**31**(1)，35-46．

遊永恒（2013）中国の予防教育．山崎勝之・戸田有一・渡辺弥生編著．世界の学校予防教育──心身の健康と適応を守る各国の取り組み．金子書房

第4章 発災から1年の節目を迎えるにあたっての表現活動

— 渡部友晴 —

　筆者は東日本大震災の発災から2カ月が経った2011年5月から，スクールカウンセラー（以下，SC）として現地で活動し，同年9月からは岩手県沿岸部に居を移し，いわゆる常駐型のSCとして現在も活動を続けている。

　ここでは，特に発災から一年を迎えるにあたっての，心のサポートとしての表現活動の実際について，筆者の経験をもとにまとめる。

第1節　心のサポートとしての表現活動を行うにあたって

　表現活動が心のサポートの方法として有効であることは現在では広く周知されているが，ただやみくもに表現させればよいというわけではない。時期や方法を間違えると，むしろ害にもなりうる。

　まず，時期については，発災から短くて3カ月，できれば半年くらい経ってから行うことが望ましい。なぜなら，発災から間もない頃は記憶が生々しく，体験に触れることの衝撃が大きすぎる。また，余震が続いたり，がれきの中から遺体が発見されたりと，被災後というよりはまだ被災中といえる時期でもある。そうした時期に表現活動を行うと，新たなショックを生んでしまうことに加え，かえって回避傾向を強め，トラウマ反応を長期化させることにもなりかねないからである（高橋，2009；冨永，2012；渡部，2014，2017）。

　方法についても，心の準備もなしに強制的に作文や絵を書かされるような状況は，望ましくない。その学校の状況や子どもたちの現状に応じた丁寧な準備が行われ，子どもたちが表現活動の意味を十分に理解し，気持ちの面で

もきちんと準備がなされたうえで行われることが大切である。そして当然，参加しない選択肢や，いざというときの逃げ場を用意しておくことも必要である。

　表現活動を行うことの意味については渡部（2013）で詳しく述べているが，主なものとしては，①トラウマ反応への対処，②モーニングワーク（喪の作業），③アニバーサリー反応への対処，の3点が挙げられる。

第2節　表現活動が行われるまでの流れ

　ここからは，筆者が勤務しているA市での実例について，実際の経験をもとに記す。なお，内容については，守秘の関係上一部を改変し，あるいは複数の事例をもとに再構成し記述している。
　まず，表現活動が行われるまでの流れについて，主に三つの視点から述べる。

1．子どもたちの様子から

　発災から半年余りが過ぎた2011年9～10月頃から，子どもたちが震災について自ら触れることが，少しずつ増えてきた。それは，カウンセリング場面で起こることもあったが，むしろ日常場面でのほうが多かった。たとえば，普段の会話や授業での発言，日記の記述などである。
　こうしたことから，「子どもたちが何か表現する機会を求めているのかもしれない」という空気が，教員やカウンセラーの間でも少しずつ生まれてきた。とはいえ，この時点では体験を表現することができる子どもはまだ少数であり，したがって，そういった空気もまだ十分には醸成されていなかったように思う。

2．先生方のなかから

　それからもう少し時間が経ち，だいたい11～12月，年末が近づき，あと何カ月かで震災から一年が経つという頃のこと。職員室での日常の会話のな

かで、「3月11日をどのように迎えるのか」という話題がちらほらと聞かれるようになった。当然、「いやだなぁ」「できれば穏やかにその日を迎えたいなぁ」という声が多かったのだが、そのなかで、「あれだけの大変なことが起こったのだから、何もなかったようにその日を迎えることはできないよね」という雰囲気が徐々に生まれてきた。

　ちょうどその頃のことで、印象的なエピソードがある。一人の先生が、「渡部さんを労う会」という飲み会を企画してくれて、有志の先生方が集まった。それは、遠方から単身赴任している筆者を労うという会ではあったが、実は、それを口実にした先生方自身の慰労の会でもあった。というのは、当時、状況が状況だけに、忘年会などの飲み会は自粛ムードで、大っぴらには飲みに出られなかったからである。

　ともあれ、そうして開催された飲み会は、はじめは筆者を中心に話題が広がっていったのだが、しだいに先生方の震災当日の話や、避難生活の苦労話などが多くなってくる。しばらくしてそれに気づいた先生が、「今日は渡部さんの慰労の会だから」と申し訳なさそうに話を戻してくれるが、5分も経つとまた震災の話。再び軌道修正してくれるも、やはり震災の話。そこで筆者は、「今日はその話をしてください。僕は聴きますから」と伝えた。すると先生方は安心したように、これまで話していなかったことをさまざまに語り、互いに共有するという時間を過ごした。

　翌週。筆者がその学校に出勤すると、飲み会を主催した先生が声をかけてきた。「渡部さん、この前はありがとう。震災のことをああやって話したのは初めてで、なんかスッキリしたよ」。筆者は「いえいえ、何も何も」と返したが、話はこれで終わらなかった。「あのさ、俺たちだけじゃなくて、子どもたちにもそうやって話したりする機会が必要なんじゃないかな」。そこで「じゃあ、一緒に考えましょう」ということになり、表現活動の方向性を探ることになったのである。これに近い状況、つまり先生方ご自身が表現する体験を持つことで、子どもたちの表現活動へつなげていくということが、他の学校でもわりとよく起こっていた。

3．管理職の側から

　同じ時期，校長や副校長などの管理職もまた，一年の節目をどのように迎えるべきかについて考えており，筆者もたびたび相談を受けた。
　12月に入り，2学期も終わりに近づく頃，教育委員会からの依頼により，筆者が管理職研修の講師を務めることになった。テーマは，「震災から一年を迎えるにあたっての心のサポートのあり方」である。そのなかで筆者は，先に述べた子どもたちと先生方の様子を踏まえて，一年を振り返る表現活動という方法を紹介した。これは管理職の先生方のニーズにフィットしたようで，その後，具体的なやり方についての相談や，各学校で研修を行ってほしいという依頼が激増した。
　このように，子どもたち，先生方，管理職という三方向から，表現活動への流れが具体化していったのである。

第3節　表現活動を行ううえで留意した点

1．職員間の意思確認

　管理職や一部の教員が表現活動に積極的だからといって，それですぐに進めてよいわけではない。先生方の考え方は人それぞれであるし，そこにはご自身の被災体験が関わっている場合もある。そこを無視して進めてしまうと，子どもたちにとっても先生たちにとっても，かえって心の傷を残すような活動になってしまう危険がある。
　そこで，表現活動を行う・行わないということも含め，職員間でそれぞれの考えを出し合い，意思の統一を図る必要があった。そのために持たれた話し合いのなかで，これまでに語られなかったさまざまな思いが表現され，それを受けて表現活動を実施するか否かや，実施するにしてもその形式をどうするかなど，多くのことが柔軟に変更されながら進められていった。

2．各学校に合わせたやり方の模索

　学校はそれぞれ，被災の状況も違えば，その後の歩みも異なる。したがって，ただ表現活動を均一に行えばよいわけではない。先に述べたこととも関係するが，表現活動を行う・行わないに始まり，行うにしてもどのような形式で進めるかについて，職員間で丁寧に話し合っていく必要があった。
　たとえば，表現活動は作文を書くというかたちで行うのが一般的ではあったのだが，この学校の子どもたちにとって作文というかたちでよいのか，書く以外の方法のほうが負担は少ないのではないか，書くにしても原稿用紙よりも白紙のほうが自由度は高くてよいのではないか，などといった議論が交わされていった。
　また，作文を書く場合，それを文集にするかしないかということも，大切にするべき点であった。文集にしない場合は，子どもたちにとって書くことのハードルはやや下がるが，そのぶん，表現される内容に歯止めが利かなくなるリスクがある。文集にする場合は，体験を共有することができるメリットがあるが，なかには心の内を素直に表現することが難しくなる子どももいる。

3．事前の予告

　表現活動を行うとなった場合，事前の予告をできるだけ丁寧に行うことが重要である。それは子どもたちが安全に表現活動に取り組むために，心の準備をしておくことが必要だからである。いわゆる不意討ちは，心に大きなダメージを与える。
　事前の予告は，多くは担任の先生から学級に，ときには校長先生から全校に向けて行われることもあった。表現活動を行うことの意味や目的，そこで起こりうる心身の反応やその対処法などについて，子どもたちの実状に合わせて丁寧に伝えることが行われた。
　事前の予告は子どもたちだけでなく，保護者に対しても行われた。学校からのおたよりとして，子どもたちに伝えたことと同じ内容が，加えて家庭で

の見守りをお願いしたい旨が添えられていた。筆者もカウンセラーだよりに同様のことを綴った。

4．ハイリスクな子どもの把握と事前対処

　当然のことだが、子どもたちの被災状況や心身の反応もまた、さまざまである。したがって、表現活動への受けとめ方もそれぞれ異なる。すべての児童生徒に配慮が必要なのはいうまでもないが、特にきめ細かい配慮をしなければいけない子どももいる。

　たとえば、被災時の状況や、家族や近しい人の喪失、その後の生活状況や心身の健康状態、普段の様子、またトラウマ・ストレスアンケートの回答などを総合的に見て、ハイリスクと判断される子どもには、全体に対して行った事前予告をその子たちには改めて個別で行うなど、個々に合わせたケアが必要となった。

　そして、一人ひとりの子どもの不安や心配を十分に受けとめながら、表現活動に参加しない選択肢も含め、安心して取り組める状況を共に探っていったのである。

5．テーマの設定

　表現活動、特に作文を書くという場合、そのテーマ設定をどうするかということも大切な点であった。ここで「震災を振り返って」というテーマにしてしまうと、子どもたちにとって逃げ場がなくなってしまう。そこで、「一年を振り返って」というような大きなテーマを設定し、そのうえで「この一年間がんばってきたこと」「大切にしたいこと」などの小テーマを設けるようにした。つまり、「震災のことを振り返る」というよりは、「震災のあったこの一年を振り返る」というスタンスで、子どもたちが無理して震災に触れることのないように配慮したのである。

6．当日の時間と場の設定

さて，実際に表現活動を行う日の設定についてである。まず時間については，だいたいの場合，3，4時間目に設定した。それは，時間に余裕をもって行い，子どもたちがゆとりを持って自分の心に向き合えるようにするためである。また，給食で切り替えをするとともに，午後の時間で子どもたちの様子を注意深く見て，必要に応じてフォローするためでもある。

場所はもちろん教室であるが，担任の先生だけでなく，複数の教員が教室に入るかたちをとった。それは，子どもたちの様子を注意深く見るとともに，担任の負担を軽減する意味もあった。また，管理職やSCが校内を巡回したり，養護教諭が保健室で待機したりというように，何かあったときのための体制も整えておいた。

実際の授業の流れは，だいたい表4-1のとおりであった。

表4-1　作文を書く授業を行う際の一例

時　間	内　容
10～15分ほど	1．内容，目的 2．反応，逃げ道，対処法 3．リラクセーション（深呼吸，肩の上げ下げなど）
60分ほど	4．作文
15分ほど	5．まとめ（ねぎらいと意味づけ） 6．リラクセーション（背伸びなど） 7．現実に戻る活動（レクリエーションなど）

7．心身の反応への対処

体験に触れることは，子どもたちの心に負担がかかることでもあるため，心身の反応が生じることがありうる。もちろん，何もないに越したことはないのだが，「反応があって当然」というスタンスも必要であった。すなわち，反応を抑えようとするのではなく，安心して反応が出せるような体制を整え

ておくのである。

　先に述べたように，起こりうる反応とその対処法，たとえば深呼吸や肩の上げ下げ，近くの先生に声をかけることや保健室に行くことなどについて，あらかじめ子どもたちにきちんと伝えておく。そして，そのための人員や場所の準備をしておくのである。こういったことは，表現活動に関わるすべての職員に十分に周知され，誰もがいかなる状況にも対応することができる状況を整えておいた。

8．アフターフォロー

　表現活動を行った日の午後から翌日以降も含めたアフターフォローも，とても大切にすべきことであった。そのために，子どもたちのどういった点に気をつけて様子を見ていけばよいのか，何か気になることがあったときにはどのように対処したらよいのか，といった点を，事前に先生方と十分に話し合っておいた。アフターフォローのための面談が必要になる場合もあるため，そのときにどのような聴き方をしたらよいか，ポイントをまとめたものをSCが作ることもあった。

　また，作文を文集にする場合は，完成したものを配布するときに，改めて体験を共有したりする場を設け，つながりを感じることによる安心感を持たせるような取り組みも行われた。

第4節　スクールカウンセラーとして心がけたこと

1．担任の先生が中心になって行えるように支えること

　表現活動を行ううえで，SCはできるだけ表には立たず，裏方としてサポートに徹するようにした。それは，準備段階において学校主導で進めるということもあるが，むしろ大切なのは，作文を書く当日，担任の先生が中心となって進めるということであった。

　先生方にとっても初めてのことであるし，ご自身も被災された先生もたく

さんいる。「できれば代わりにやってほしい」と頼まれたこともある。SCは，リラクセーションの部分など一部の進行を引き受けることはあっても，全体の進行は担任の先生にお任せした。そして，先生が少しでも安心して進められるように共に考えていく，というスタンスをとった。それは，この一年間を共に乗り越えてきた担任の先生と一緒だからこそ，子どもたちが安心して自分の体験に向き合い，それを表現することができると考えたからである。

実際に，「先生もつらいけれど，少しずつでも震災に向き合うことにした」といった担任の先生のメッセージを子どもたちは真剣に聞き入り，自らに重ねていく姿が見られた。

2．「表現活動ありき」にしないこと

先にも述べたように，表現活動は心のサポートにおいて重要な意味を持つものである。だが，それを必ずしも行わなければいけない，というわけでもない。無理に行おうとすれば，かえって子どもたちの心を傷つけることにもなりかねない。

SCとしては，表現活動の紹介はするとしても，必要以上にそれを推し進めることはせず，実施するかどうかは学校の判断に任せるというスタンスをとった。そして，その学校の子どもたちにとって最も適切な節目の迎え方を，先生方と一緒に考えていくことを重視した。実際に，話し合いを重ねるなかで，表現活動の重要性は理解しながらも，実施しないことを選択した学校もある。また実施の仕方についても，子どもたちの現状に応じて，柔軟に練り直されながら組み立てられていった。

第5節　おわりに

東日本大震災の発災から7年が経つ。表現活動は心のサポートだけでなく，語り継ぎや防災教育を目的にしたものにシフトしてきている。筆者もそこに関わることがあり，たとえば子どもたちと一緒に，語り継ぎのための歌

を作らせてもらったりもした。

　年月とともに表現活動のやり方は洗練されていくし，その幅も拡がってくる。それは大切なことなのだが，あの一年目の表現活動は，何か特別なものであったように感じる。誰もが初めて経験するような状況のなかで，子どもたちや先生方とともに試行錯誤し，一緒につくりあげた活動であったからかもしれない。

　これから先，大きな災害など起こらないほうがよいに決まっているが，この地球で暮らす以上，そうもいかない。そのときに何かの役に立つように，この一年目の空気感が少しでも伝わればと思って，本稿を書かせていただいた。

　もちろん，東日本大震災後の心のサポートはまだまだ続いていく。そのニーズはむしろ高まっているかもしれない。息の長い活動が求められている。

【文献】
髙橋哲（2009）心のケアの今日的課題．杉村省吾・本多修・冨永良喜・髙橋哲編著．トラウマとPTSDの心理援助——心の傷に寄りそって．金剛出版，pp25-39．
冨永良喜（2012）大災害と子どもの心．岩波書店
渡部友晴（2013）災害後の心理支援としての表現活動——東日本大震災で被災した地域の学校における「一年をふりかえる」表現活動の取り組み．心身医学，53(7)，653-659．
渡部友晴（2014）東日本大震災で被災した地域におけるスクールカウンセラー活動，3年間のあゆみ——震災後の心理支援を問い直す．外来精神医療，14(2)，14-18．
渡部友晴（2017）学校での被災地支援——子どもへの支援を中心に．小澤康司・中垣真通・小俣和義編著．緊急支援のアウトリーチ——現場で求められる心理的支援の理論と実践．遠見書房，pp169-181．

第5章 東日本大震災後の学校とスクールカウンセラーとの協働
―― 心のサポート授業を通して

― 宮下啓子 ―

第1節 はじめに

　筆者は2012年より5年間，巡回型カウンセラーとして宮古教育事務所管内で勤務した。当初は心とからだの健康観察実施からであったが，その後，学校・学級の課題に対し，先生方と協働して心のサポート授業を実施した。トラウマ対処，いじめ，アサーション，回避まひへのチャレンジなどである。授業はスクールカウンセラーから教員が実施できるようにしていくこと，学校の取り組みとして年間計画のなかに採り入れ，さらに防災教育へと発展させる支援を行ってきた。それを紹介したい。

1．岩手県巡回型カウンセラーとして

　筆者が岩手県宮古教育事務所の巡回型カウンセラーとして勤務するようになったのは，2012（平成24）年の4月，ちょうど震災後1年を経過した直後からである。
　2011（平成23）年5月の連休明けから始まった，全国の臨床心理士による文部科学省スクールカウンセラー緊急派遣事業での岩手県沿岸部全小中学校配置で，筆者自身も大船渡の中学校2校に入った。当時は大阪府の中学校教員であった。そのときの経験と，学校の生徒や先生方の状況，心理士不足などが，この筆者の選択をあと押しした。
　巡回型カウンセラーの派遣先は，スクールカウンセラーが入っていない小

学校が中心だったので，小学校の先生方は初めてスクールカウンセラーと出会うという状況であった。実際，「どこにいてもらったらいいのだろう」から始まり，「どんな相談をしたらいいのだろう」「こんなことをお願いしていいのだろうか」と，さまざまに迷われていたようだった。

まずはクラスを回って授業風景やクラスの様子，子どもたちの様子を見せていただき，先生方と他愛のない話や，子どもたちの話，クラスの話ができる関係をつくるところから始まった。

2．心とからだの健康観察について

ところで，岩手県の「心のサポート」事業の要となっているのは，「心とからだの健康観察」で，毎年9月に実施するセルフチェックである。これは，トラウマを扱うチェックリストなので，アンケートだけをやりっ放しには決してしない，というところが肝要である。心理教育とストレス対処法を一緒に行い，その後，担任との全員面談が実施される。心のサポート授業も，基本的には担任が行うことになっている。

震災後，それぞれの地区で教員研修も実施されたようであるが，こういうつらいアンケートを子どもに実施することについて，疑問を持つ教員もなかにはいた。そういう先生方に対しては，アンケート実施の趣旨を丁寧に説明し，納得をしてもらったうえで行うようにした。また，最初はスクールカウンセラーが主担となって授業を実施した。担任や養護教諭の先生には，子どもたちの見守りと授業の流れを見ていただくようにした。そして，翌年の実施時には，担任の先生が主担で行うように順次していった。

学校によっては被災校というところもあり，児童生徒のなかにも大きな被害を受け，アンケートでも日常生活での観察でも，要サポートの子どもも見られた。そういう子どもたちについては，先生方・学校と情報を共有し，先生が面談を行ったり，スクールカウンセラーが行ったり，あるいは見守りなどの対応をとった。

3．心のサポート授業について

　個人への対応だけでなく，震災の影響に加え，仮設住宅での生活などの日常ストレスの影響も見られた。そこで，担任の先生方と相談をし，さまざまな心のサポート授業を実施した。震災トラウマや日常トラウマ，回避や表現へのチャレンジ，防災学習などの心のサポート授業を実施した（表5-1）。以下に，それぞれ項目について簡単に述べる。

表5-1　教師と協働で行う心のサポート授業

①日常ストレスについての授業
②トラウマティックストレスの授業
③回避へのチャレンジの授業
④表現活動
⑤防災学習・語り継ぎ

①日常ストレスについての授業――ストレッサーやストレス反応，それら対する対処について学び，落ち着く方法を一緒に行う授業。
②トラウマティックストレスの授業――3.11が近づくなかで起こりうる反応，記念日（節目）反応，トラウマ対処について，それぞれの学年に応じた授業。教材は『かばくんのきもち』（冨永，2011）という絵本を用いる。
③回避へのチャレンジの授業――「ドラえもん」を使っての，回避へのチャレンジと防災を考える授業。
④表現活動――少しずつ，さまざまな方法（作文・絵画・語りなど）での表現活動。
⑤防災学習・語り継ぎ――防災学習や，語り継ぎの授業。

第2節　学校の取り組みの実際

　上述の取り組みを，A小学校等の年間を通じた取り組みを中心として，紹介していきたい。

1．A小学校の概要

　A小学校は，宮古教育事務所管内沿岸部の学校である。震災時，全校児童と教職員は1次避難場所から2次避難場所に避難した。保護者が迎えに来られない20名ほどの児童が，避難所となった体育館で一夜を明かす。家族が迎えに来て帰宅途中の児童2名が，震災後の津波により犠牲となった。津波は校庭まで達し，瓦礫(がれき)や車で埋め尽くされた。

2．A小学校の取り組みの概要

　2011（平成23）年9月，第1回目の心とからだの健康観察実施後，2012（平成24）年2月に「心のサポート委員会」を発足させ，3月には心の授業を実施する。筆者は巡回型カウンセラーとして，2012（平成24）年度より本校に勤務することになった。月2回の訪問であり，月1回の校内心のサポート委員会にも出席した。

　A小学校は，心のサポート授業を年間教育計画のなかに位置づけ，年間で3回授業を実施することを基本とした。1学期には，心とからだの健康観察（19項目版）とリンクした8項目アンケートと，健康チェック（起床・就寝時刻・朝食）を実施し，そのうえで担任の先生との面談を実施した。アンケート結果と面談から，児童の新年度の状況を把握した。

　このアンケートは9月実施のものと合わせて集計・分析され，個人やクラスの状況を皆で共有し，その課題についての取り組みを心のサポート委員会で協議した。構成メンバーは，管理職・教務・生徒指導担当・保健主事・養護教諭・スクールカウンセラーである。

アンケート結果から，さまざまな児童の状況，課題が見えてきた。仮設住宅に住むことを余儀なくされている児童は，就寝時刻が遅くなっていることが顕著だった。狭い仮設住宅で家族が住むなかでそれぞれストレスがたまり，年長から年下への傷つけ発散が見られた。そのイライラをもって学校に来て，落ち着いて授業を受けることは難しい。ちょっとしたことでイライラし，トラブルを起こすなどの状況が見られた。また，こういう状況にあるのは，住環境が変わった児童に見られるだけでなく，自宅で生活する児童にも同様の状況がアンケートでも観察からも見られた。

3．心のサポート授業について

1）日常ストレスについての授業

2012（平成24）年度から，子どもたちの状況より，先生方と相談して心のサポート授業を実施することになった。まずは，日常ストレスについての学習，「こんなときどうする」から始めた。

さまざまな出来事（ストレッサー）でイライラしたり腹が立ったりすることは当然であり，そのことで心や身体はさまざま変化すること（ストレス反応）を出し合う。さらには，そのときのストレス対処法を出し合う。その対処法には行ってよい対処，行ってはいけない対処，やり過ぎるとだめな対処があることを知る。そして，上手に対処し，心を落ち着けてから問題を解決する対処をしていくことで，ストレスと上手につき合い，ストレスをエネルギーに変えよう，という授業である。

児童たちの対処を聞いていると，適切な対処をとっていると同時に，傷つけ発散も同じように多い。そして，がまんすることも，やり過ぎるとよくないということも知る。情動焦点型対処で落ち着いたうえで，問題解決型対処へと向かうことが大切だということを伝えた。そして，落ち着くためのリラクセーションや深呼吸，ペア・リラクセーションを実施した。ペア・リラクセーションを実施した後の児童たちの表情には，笑顔も見られ「温かかった，気持ちよかった」と感想を書いている。

そのほかにも，児童・クラスの状況を見ながら，「三つの言い方」（アサーティブな表現），「いじめ」，「心のつぶやきをキャッチしよう」（認知）など

の授業を，先生と協働で実施した。

2）トラウマティック・ストレスの授業

　日常ストレスの授業とともに，やはりトラウマティック・ストレスについての授業も必要だと先生方は考え，2012（平成24）年度から並行して実施した。多くは年が明け，3.11が近づいてきた時期に行うことが多かった。節目を迎えるにあたって，心身に変化が出てくることも自然な反応だということ，そういうときにはどういう対処をとればいいかを児童にも話し，保護者向けにも校報や保健だよりなどに記した。

　そして，もう一つの「表現・チャレンジ」という側面である。多くの場合，『かばくんのきもち』（冨永，2011）という絵本を教材として使用した。阪神・淡路大震災を経験したかばくんが，さまざまなトラウマ反応を起こし，夢で教えてもらった回復するための「安心・きずな・表現・チャレンジ」を日常生活のなかで経験していたことを知り，少しずつ元気を取り戻していくというストーリーである。

　子どもたちは，この物語でかばくんに共感する。かばくんと同じことが自分の身にも起こっているからだ。そのうえで，「安心・きずな」をかばくんと同じように，自分たちも経験しながら生活していることを知るのである。

　この教材の良さはいくつかある。一つは，自分のトラウマ反応のことを，かばくんを通すことにより表現しやすいことがある。二つ目は，その反応を当然の反応だと教えてくれ，その対処法を示してくれること。三つ目は，自分たちもその対処を普段の生活のなかで実施していること，かばくんが元気になっていくことを，感じられることである。

　これをある学級でやり始めていくなかで，全校で取り組むことになった。絵本は当初，低学年で用いることが多かったが，小学校高学年でも十分用いられた。また，学年に応じてトラウマ記憶についての心理教育を行い，その対処法として，「表現・チャレンジ」回避へのチャレンジを少しずつ行っていくことの大切さを伝えた。

　トラウマ記憶についての心理教育では，次のように伝えている。

　　「みんな，修学旅行のときの一番の楽しい思い出は何かな？」

〈それぞれ思い浮かべている様子〉
「今,『えーっと,何だったかな』って思い出していたでしょ」
〈うなずく〉
「その思い出は,『修学旅行の記憶』として整理されています。整理された記憶のなかには,楽しい記憶だけではなく,恥ずかしい記憶も,悲しい記憶もあるよね。思い出して恥ずかしくなったり,悲しくなったりするけど,落ち着いて自分で思い出そうとして思い出せるよね」
〈そうです。うなずく〉
「ところが,あまりにも突然で,あまりにも怖い,つらい出来事に遭ったときには,その記憶は瞬間,冷凍されるんです。あるいはがんじがらめにして鍵をかけて,そう簡単には出てこないようにするんです。なので,凍っている間は,思い出してつらくなったりしないんです。だけど,ちょっとしたことが引き金になって,勝手に電子レンジの解凍スイッチが入るんです。冷凍保存している冷凍食品を電子レンジでチンしたものってどう？」
〈おいしいです〉
「おいしいよね。そのままおいていたら傷んでしまうけど,冷凍していたらいつも新鮮だよね。この記憶もそうなんですね。凍っている間は何も思い出さないんだけど,勝手に解凍されて,それは冷凍されているから,いつまで経っても怖さやつらさが新鮮なんです」
〈絵を示しながらの説明を,真剣に聴いている〉
「だから,自分がコントロールし,凍っているものを少しずつ溶かしていきながら,少しずつ怖さやつらさと向かい合っていくなかで,凍った記憶ではなく整理された記憶として戻していく作業に,そろそろチャレンジする時期に来ているのかもしれないですね。つらくても,忘れることができない記憶として思い出して悲しむことができる,そういうふうになっていければいいですね」

「冷凍された記憶」,いわゆるトラウマ記憶の説明は児童生徒にも腑に落ちるものであるようで,感想にも「自分にもそういう経験があった」「少しずつでいいということがわかった」と書く児童もいた。

3）回避へのチャレンジの授業（ドラえもん）

　当初は四つのキーワードのうち，「安心・きずな」を中心に扱うことが多かったが，数年継続していくなかで，「表現・チャレンジ」へと移行していった。

　2年ほど「かばくん」の授業を行い，そこから次は「ドラえもん」の登場である。テーマは「回避へのチャレンジ」である。導入で，担任の先生がドラえもんのコスチュームを着て登場する。元気のないドラえもんが，最近眠れないと訴える。会話のなかで「ねずみ」という言葉を聞いたとたん，過剰な反応を示す。かつて，耳を齧（かじ）られた経験から，こういう反応を示すことを子どもたちはよく知っている。

　ここから，ドラえもんが安心して眠れるいい方法はないものかと，子どもたちは考える。ねずみを退治する，落ち着くための方法を考えるなど，さまざまな方法が出てくる。そして子どもたちは，「ねずみ」はドラえもんの耳を齧るが，「ねずみ」という言葉や絵は耳を齧らないことを再確認する。まずは，最初は難しいかもしれないが，言葉や絵を見ても，落ち着いて聞けるようになることを知る。次には，「ねずみ」が現れたときに，事前に知ったうえで落ち着いて逃げるようすれば大丈夫だ，ということを知る。

　そして，これらのことを自分たちに当てはめてみる。子どもたちは数年経っても，「つなみ」という言葉や，サイレンの音に敏感である。「つなみ」という言葉は私たちを襲わないこと，サイレンは私たちに危険を知らせてくれる大事な合図だということを再確認する。怖くなったり，身体が緊張したりすることもあるけれど，少しずつ落ち着いて聞けるようになること，サイレンの音を聞かないようにすることはむしろ危険で，落ち着いて聞いたうえで行動することで，安全が確保されることを学ぶ。

　つまり，回避へのチャレンジと防災学習を合わせた授業である。大きな反応を示すことはほとんどないものの，子どもたちはやはり「つなみ」という言葉を聞いたり，サイレンの音を聞くこと，「つなみ」について話したり書いたりすることについて，苦痛度が高い。事前に苦痛度チェックを実施しているが，普段の様子からはわからないが，苦痛度が高い児童も少なくない。そこで，誰もがよく知っていて親しみやすいドラえもんから学習に入ってい

くことで，構えずに津波やサイレンと自分のことを考えることができる。普段は「つなみ」という言葉に過剰に反応しなくてもいいようになること，そのなかで，万が一の場合にも落ち着いてサイレンや情報を聞き，正しい判断・行動をすれば必ず命は守れることを学習する。授業の後には，全体的に当初の苦痛度より減少する結果が見られる。

　数年間にわたり，この2段階の授業を実施してきているが，最初はまず「かばくん」を実施し，次に「ドラえもん」の授業を行っていた。当時は，児童自身が震災を体験していたからであるが，最近は児童が震災当時幼少で覚えていないということが多いことから，まず「ドラえもん」から実施し，そして「かばくん」という順序にしている。このほうが児童にもしっくりくるようだと，先生方も感じている。協働で授業を行うなかで，児童生徒の反応など，お互い出し合い，事後に活かすことができることも大きい。

第3節　表現へのチャレンジ

　回避へのチャレンジとともに表現活動も，それぞれの学校の取り組みが行われている。

1．A小学校の取り組み

　A小学校でも2012（平成24）年度末（震災2年後），小学2年生に，担任・スクールカウンセラー協働で表現活動を実施した。この児童たちは小学校入学直前に震災を体験し，例年より20日ほど遅れ，廊下で入学式を行った子どもたちである。担任は入学時から2年間，児童とともに過ごしてきた。震災直後からの2年間を，児童たちと表現したい，させたいと考えた。
　作文，絵画などの方法は自ら選択し，その内容についても，震災・津波のことだけではなく，震災を含めた2年間のこと，というような設定にした。原稿用紙・画用紙・色鉛筆・クレヨンなど，材料も豊富に用意した。また，教室の後ろには「ほっとスペース」を設け，途中でちょっとひと息つけるようにした。ぬいぐるみやクッション，絵本などを置き，リラックスできるよ

うにした。

　筆者も教室にいて、児童たちの様子をつぶさに見ていた。児童たちは最初、作文と絵画で、2年間の楽しかったこと、できるようになったことなどを書き（描き）始めた。やはり、震災のことを書くことはしないのかなと思っていたところ、初めの作品を仕上げてから二つ目に取りかかると、今度は全員が絵画で、それぞれの震災のことを絵に表し始めた。避難所となった体育館でろうそくの火の下に家族が寄り添っている姿、体育館で友だちとおにぎりを食べている様子、左右に寝ている姿の同じ絵を描き、しかし、一方は楽しい夢を見ていて、もう一方は津波の夢を見ている様子を描いている児童がいた。

　筆者は、まず楽しかったことを思い出し、表現するなかでエネルギーを得て、次にそれぞれの震災・津波の表現をし始めたことに驚き、そして感動し、子どもたちは表現したいんだ、できるんだという思いを持った。

　この取り組みをきっかけにし、A小学校では他の学年でも表現活動に取り組み出した。それが行われるのが年度3回目の心の授業である。ここでは、5年生の取り組みを紹介したい。国語の教材を利用した、「自分の物語を書こう」という取り組みである。この取り組みは、2013（平成25）年度末（震災後3年）から毎年5年生で実施されている。

　取り組んでいく際には、いくつかの段階を経ている。スクールカウンセラーが導入として、「表現」することの意義やその方法などを話す。そして、担任の先生自身が「自分物語」を書いたものを子どもたちに聞かせる。先生方もそのとき学校にいて経験したり、あるいは自身が被災をされたりしている。その文章を児童たちは真剣に、しかし落ち着いて耳を傾けている。そして、自分の物語を紡いでいくのである。

　いきなり文章を書いていくのではなく、まずは、自分で表現することについての気持ちや、どのようなことをどのように書くかを、メモとして整理する。これは、作文を書いていくときの整理メモだが、心の整理でもある。震災をどのように、どの程度扱うかは、それぞれの児童に任されている。それでも児童たちは真正面から震災に向かい合い、物語に取り組むことがほとんどであった。

2．B小学校の取り組み

　A小学校以外でもさまざまな表現活動を実施している。これから紹介する取り組みは，B小学校での取り組みである。B小学校も，学校そのものは被害がなかったものの，震災直後防災無線が切れ，情報が入らない状況であった。児童・教職員は無事避難したが，その後60名を超える保護者が迎えに来て引き渡しを求める。母親と帰宅途中の5年男児が亡くなった。津波は学校の200m手前まで押し寄せる。津波後，町は火の海となる。プロパンガスのボンベや漂流してきた車のガソリンに引火し爆音が鳴り響き，3日後に鎮火する。町が燃える様子を見ていた児童も少なくない。当日，夜になっても保護者の迎えがない児童も60名いて，全員引き渡しが完了したのは，3日後であった。

　筆者は，2012（平成24）年度からB小学校で勤務することとなる。翌年度，教員研修で福島版学級ミーティング（成井ら，2012）を実施した。先生方も震災以後，避難所運営，学校再開と休む間もなく働き続け，なかには被災されている先生方もいらっしゃった。教員のケアをという希望で，表現活動を実施した。教員自身が体験し，次の段階としてその後，児童に学級ミーティングと表現活動（作文）を併せて，学校の取り組みとして行うことになる。

　作文や絵画による表現活動は，個人内の表現活動である。それが大切なのは言うまでもないが，児童生徒たちと話していると，「あのこと」についてはお互いに触れないようにしていた，話題にしないようにしていた，ということが多々あった。いわゆる回避である。そこで，「分かち合う」という語りの表現活動を行う学校もあった。もともとは，福島版学級ミーティングを参考にしたものである。クラスが車座になって，いくつかのテーマに沿ってそれぞれが語っていくというものである。「これまでにうれしいと思ったことは」「これまでのつらかったことは」「今，伝えたいことは」「感謝したいこと」などから，三つほど選ぶ。

　2013（平成25）年度以来，これを毎年繰り返し実施している。3年生のときに初めて分かち合い活動と作文を実施した子どもたちが，その後，毎年

この取り組みを実施してきた。筆者は初めての取り組みのときに同席し、車座のなかに加わらせていただいた。子どもたちのなかには、大きな被害に遭ったり怖い体験をした子どもたちも少なからずいた。分かち合い活動の諸注意のなかに、必ずしも語る必要はないことも入っていたが、子どもたちの多くは震災・津波について語った。感情的にもこみ上げるものがあるのか、語りながら泣く児童も見られた。これらの児童たちについては、終了後個人面談を実施し落ち着いてから、次に取り組む表現活動は無理にチャレンジしなくてもよく、少しずつの歩みでいいことを説明した。しかし、子どもたちのほとんどは、自ら語ったことを文章にすることを選択した。

その後、しばらくこの学校から遠ざかっていたが、学校は毎年同様の取り組みを実施していた。筆者は3年ぶりにこの学校に勤務することになり、そしてこの取り組みにまた、参加させていただくことになった。当時3年生だった児童たちは、6年生になっていた。この6年生の分かち合い活動に同席した。

彼らの口から語られる内容は、6年間の楽しかったことや、うれしかったことなどとともに、この6年間でつらかったこと悲しかったこととして、震災・津波のことを語る児童も少なくなかった。そして、その内容は相変わらずつらい体験であったし、先生も初めて聴いたような内容もあった。

3年前と違うのは、子どもたちが落ち着いて静かに語っていたということである。月日が経ったこと、こういう取り組みを継続して実施していることなどが、子どもたちが落ち着いて思い出す、そして悲しむ、それを人と共有したい、伝えたいという気持ちになってきたのだと考える。

子どもたちには、そういう変化が起きていること、つらいことがあるかもしれないが、この震災のことを忘れないで語り継いでいってほしいことを伝えた。

3．C小学校の取り組み

C小学校でも同様の取り組みを、2015（平成27）年度から5,6年生で実施している。C小学校も学校自体は高台にあったため被災はなかったが、校区である地域は壊滅的な状況だった。在校生の犠牲者はなかったものの、入

学直前の保育園児が亡くなった。筆者は2013（平成25）年度から勤務することになったが，当初は余震やサイレンの音に強ばったり，泣き出したりといった反応が見られた。心のサポート授業の必要性を先生方と共有し，日常ストレスの授業とともに，3.11が近づく時期に，記念日反応の授業を実施するところから始めた。その後，回避へのチャレンジの授業を実施し，表現活動へと進めていっている。低・中学年でこれらの授業を経て，高学年で分かち合い活動と作文という表現活動である。

震災・津波のことを語る子もいれば，ほかの内容を語る子もいる。同じ震災のことでも，入学前に新品のランドセルを流されたことを語る子，震災後初めて水道が出たことを語る子，支援でもらったマカロンのことを語る子など，さまざまな視点からの話が出てくる。入学前に同級生を亡くしたことを，涙ながらに語る児童がいた。一人が語ることで，その子のことや出来事について思いを語る児童が続く。泣きながら語る児童，語っている間に詰まってしまった児童に対し，「無理しなくてもいいよ」とささやいたり，思いやりをもって待ったり，背をさする児童に応援され，最後まで話した児童もいた。

これは，同じ場所で同じ体験をした者だからこそ，共有できることである。終了後，自分以外の人がいろんな思いを持っていたこと，それを知ることができてよかった，自分も初めて思いを語れた，などの感想を述べる児童が多くいた。

4．防災学習と語り継ぎ

1）防災学習

A小学校では2013（平成25）年度から，心の授業に加え，防災学習にも取り組み始めた。地震・津波のメカニズム，ライフライン復旧まで生き抜く，避難に関するさまざまな問題についての議論など，低・中・高学年でその年齢に応じた学習を実施した。

加えて，避難訓練は休み時間中にどこかで行うという予告をして実施したり，通学時に実施するなど，さまざまな想定のもとで行っている。訓練への恐怖心やサイレンに敏感な児童については，事後に個別に声をかけるなどの

フォローも欠かさない。スクールカウンセラーは授業には入れないことが多いが，事前に心のサポートの視点からアドバイスし，授業案を一緒に考えるなどの関わりを持っている。

2）語り継ぎ

語り継ぎについては，震災後5年を経過していくなかで，異動等で当時勤務していた教員がどんどんいなくなる状況が被災地の学校では見られた。学校の規模にもよるが，当時いた教員は一人もいなくなったという学校が，年々増えつつある。それは教員だけに限らず，当時在籍していた児童がどんどん卒業していき，2015（平成27）年度に卒業した児童が最後の在校生だった，という事情もあった。学校や学校周辺の被災の状況から，震災後どのように生活を続けていったか，そのなかでどのように学校を再開し，日常生活を取り戻していったのか，それを学校に残し，当時いなかった現在の在校生に語り継いで残していってほしい，というのが教員や児童たちの思いである。

Ａ小学校では2015（平成27）年度より，卒業していく6年生から後輩たちへの語り継ぎが始まった。1年目は，自分たちが表現した文章や，防災学習で学んだことをもとにし，Ａ小学校の震災体験として模造紙にまとめ，5年生に語るというものであった。まとめたものは特活教室に展示し，誰でも見られるようにした。2年目は，その5年生たちが，語り継がれたものに自分たちの思いを重ねて，全学年に向かって6年生として語り継いだ。

3）記録の保存

最後に，子どもたちの残した記録の保存について紹介しておきたい。

「心とからだの健康観察」は，各児童生徒の結果・記録は5年間保存となっている。そこで，一人ひとりのファイルを作り，そこに毎年実施した原本や結果をファイリングしていっているところが多い。そこに，生徒指導上の記録や，各担任が記録したものなどを一緒にして，総合的に児童生徒をみるための資料としているところも少なくない。Ａ小学校ではさらに，心の授業のなかで児童が書いたもの，表現活動で残した作品も，記録として保存してきた。年数が経つなかで，卒業に際してその記録や作品を返却するととも

に，そのコピーを学校保存として残すようにしてきている。

　そして，各児童・保護者に，その残したものの扱いについて意思を確認している。たとえば，作品の一部を学校内・学校外で共有してもいいかどうか。その際，名前を出すことの有無についてなどである。

　A小学校では，このような詳細な記録と，それを大まかに記した各学年の3回にわたる授業と，その6年間の積み重ねを，表にしている。各担任は，自分が受け持った学年のこれまでの積み重ねを見ていき，そしてこの1年の取り組みを実施していく。これまでの流れ，児童・学級の課題，担任の思い，それらに含め，心のサポートの視点からスクールカウンセラーが協働し，事業を進めてきている。

　巡回型カウンセラーの事業はいつまでも続くわけではない。心のサポートという視点で，教育のなかで教員が実施していくための支援も，巡回型カウンセラーの大きな業務であると考え，先生方と協働してきた。

　ストレスマネジメントを基本とした，日常やトラウマティックなストレスについて学ぶこと，それを上手に乗り越え力に換えることを，授業を通じて学習する。それと並行し，災害について知ること，その被害を最小限に抑えることができるんだという，減災について学習する。心身ともに健康で生活できることを学校で学ぶ。

　そして，心理支援や医療支援，福祉支援が必要な児童生徒を見極め，連携していくというシステムが，学校のなかで機能していくようにすることも，重要であると考えた。

　個人面談も，とても重要なスクールカウンセラーとしての業務であるが，それだけではなく，学校・先生方と協働するなかでさまざまなことができる可能性を，この被災地で，巡回型カウンセラーという仕事のなかで，感じることができた。その方策などを伝え広げていくことも，筆者たちの役割ではないかと考え，記させていただいた。

第4節　おわりに

　筆者は2012（平成24）年4月より，岩手県巡回型カウンセラーという立

場で, 岩手県沿岸部でスクールカウンセラーとして勤務し始めた。それまでは大阪府で, 公立小学校・中学校教員として勤務していたが, 震災2カ月後に, 大船渡の中学校に緊急支援カウンセラーとして入った。学校での児童生徒や先生方の状況, 沿岸のカウンセラー不足が, 筆者が巡回型カウンセラーとして勤務する選択をあと押ししたことは, 冒頭でも述べたとおりである。

特に, 先生方は震災以後休む間もなく学校再開にこぎつけ, 始まったら始まったで, これまでの日常生活を取り戻すべく, がんばり続けている姿を目の当たりにした。なかには, 自身が被災されている先生方もいらっしゃった。同職に就いている者として, 今, ここで, 学校支援カウンセラーとしてできることをしたいと考えた。その後, 緊急支援ではなく, 沿岸部に住みながら継続的に学校に入って支援したいと考え, 巡回型カウンセラーとして勤務することにした。

これが筆者のこれまでの経歴である。だから, 心理職・スクールカウンセラーとしての経験, キャリアは, 岩手県へ来るまではなかった。しかしながら, 教員として学校現場のことは知り尽くしているといっても過言ではなく, それを強みとして仕事ができる, しなければならないと思った。

岩手県の「こころのサポート事業」は, 心理職が行う「こころのケア」とは違って, 学校で先生方が行う教育活動である。そこにカウンセラーが関わって, 協働しながら進めていくものである。だから, その名称も「学校支援カウンセラー」というのだと認識している。

スクールカウンセラーの主な業務は, 個人面談と先生方へのコンサルテーションである。それに加え, 学校で実施される「こころのサポート授業」についてのアドバイスや, 授業案づくり授業の組み立て, 先生とTTで授業の実施など, 教育活動に広く深く関わることが求められていた。この分野について, たとえば先生方の考え方や, 学校の取り組みへの持っていきかた, 授業をどう進めていくかなどについて, これまでの教員としての経験が非常に活かされたと感じている。

もう一つは筆者の年齢である。年長になっての転職だったので, 本来であればマイナス面となることである。カウンセリングの対象者は, 児童生徒とその保護者が中心である。児童生徒には校内やさまざまなところで, 見守ってくれたり, 支援してくれたりする場や人たちの存在がある。それに対し

て，保護者たちにはあまりその機会もなく，スクールカウンセラーと面談をするということ自体なかった人が多い。そのなかで，先生から保護者に勧めてもらうなど，保護者とつながることを意識して行った。保護者も，子どものことが気にかかっていたり，生活や仕事のこと，家のことなど，相当ストレスフルな状況であった。それが，子どもへも大きな影響を与えていることも見られた。そこで，子どもの周りにいる大人（保護者）を支援することが，子どもを支援することにもつながる，大事な取り組みだと考えた。

いったんカウンセラーとつながると，安心したり対応のヒントを得たり，心理教育を受け知識を得たりということで，落ち着かれる保護者も多くいた。そのとき，筆者が保護者の親世代の年齢であることで，関係も比較的早く，強く持てたという印象はある。

文部科学省は今後，「チーム学校」というシステムを展開していく考えも打ち出している。教員との協働や，教育活動そのものにも専門家として関わっていくことなど，学校という場に特化したカウンセラーの一つのあり方として，提案できるのではと感じている。

【文献】
成井香苗・大森恵栄子・冨森崇（2012）福島版「学級ミーティング」の考え方と試み——揺れる「安全・安心」に「信頼と絆」で応える．世界の児童と母性，73，69-76．
冨永良喜／絵：志村治能（2011）かばくんのきもち——災害後のこころのケアのために絵本で学ぶストレスマネジメント1．遠見書房
冨永良喜編（2014）ストレスマネジメント理論による心とからだの健康観察と教育相談ツール集．あいり出版
冨永良喜編（2015）ストレスマネジメント理論によるこころのサポート授業ツール集．あいり出版

第6章 東日本大震災後の表現活動とストレスマネジメント体験の日常化に向けたスクールカウンセラーの取り組み
―― 震災2年目に学校で行った子ども集団への介入から

― 浦本真信 ―

　東日本大震災発災2年目の岩手県被災沿岸部では，震災後の心のケアとともに，ストレスマネジメントや，表現活動をより安心安全に行うといった心理支援が求められるようになっていった。同時に，中長期の震災支援では，これらの取り組みに継続性を持たせ，震災のトラウマ体験が重症化しないよう，予防的に働きかけることが大切な視点の一つとされてきた。
　本章では，2年目の震災への心理支援を教育現場で日常化してくため行った，スクールカウンセラーの働きかけを紹介する。

第1節　はじめに

　岩手県被災沿岸部の学校では，震災から1年を迎えた3.11付近に，表現活動を行った学校が多かった。これは，1年を経過して思うことや振り返ってみたことを表現するという活動で，2年目以降も予定されていた。
　震災後の表現について冨永（2012）は，「「過去」の被災体験を表現させようとするのではなく，「今」の心身反応に寄り添い，そのつらさと苦しみを分かち合う延長線上に被災体験の表現が生まれる」と述べている。学校ではまず1年間，受容的な環境を維持しながら，子どもたちのさまざまな表現する力を伸ばしていった。その結果として，震災を経験した自分を表現し，分かち合っていこうという気持ちを育むことを目的とした。
　その際，下山（2012）が「東北地方の場合には特にそうだが，日本におい

ては外部の専門家が強いリーダーシップをとって地域に介入していくモデルは，あまり歓迎されない。しかも，個人をターゲットとして介入することは，日本社会では受け入れられないだろう」と指摘しているように，巡回型カウンセラー[*1]，スクールカウンセラー（以下 SC。以降この二つを区別しない）は，集団への介入に取り組んできた。また，それらの集団への介入はSC 主導ではなく，子どもたちを一番身近で見ている教師との協働によって進めていった。

第2節　職員研修と短い時間を活用したストレスマネジメント——2年目1学期

　前年度は混乱のなかでの年度の始まりとなり，式典や行事も割愛せざるを得なかった。そういった意味では，震災2年目の年度開始は，久しぶりの学校らしい始まりといえる。また，新年度は前年度凍結されていた人事異動が行われた。別の被災学校から来た教師は後ろ髪を引かれる思いを抱えていたり，内陸から来た教師には困惑や過度な入れ込みがうかがわれた。したがって，一年を通して子どもたちの震災後のサポートをしていくには，まず教師間の震災に対する想いのコミュニケーションを円滑にする必要があった。

1．職員研修——表現活動とシェアリング

　岩手県沿岸南部では，4,5月に「基本研修」が設けられている。この「基本研修」は，主に震災後の心理教育に位置づけられ，その学校に赴任しているSC が教師に向けて行うものである。心や発達への震災の影響，トラウマとその対応などを学ぶと同時に，先述した教師間相互の理解のためにも重要な機会となる。
　しかし，教師のなかには，親しい人を亡くしたり，震災のことを思い出し

[*1] 巡回型スクールカウンセラー。震災後岩手県被災沿岸部で新設されたスクールカウンセラーのこと。週29時間勤務で，複数の小中学校を巡回する。震災後の心のケアはもとより，通常の SC 業務も担う。

表6-1 教師への基本研修の内容

①学校管理職より,基本研修の開催の挨拶と意義についての話
②巡回SCより,災害の心理的影響と対応の講義
③小グループで震災の体験のシェアリング
④お互いをねぎらうワーク
⑤管理職より,終わりの話

たくない人もおり,すべての人が自らの体験を話したいわけではない。そこで,事前に「話せる範囲で結構です。話したくない人はパスしていただいてかまいません」と伝えるようにした。一方で,「災害後,時間が経ち,安全が確認されてからもなお表現を回避することは,トラウマ症状を長引かせてしまうこともあります」といった,表現することの重要性も教示した。

話してもらう内容としては,「震災のとき何をしていましたか?」「震災の前後,数日間どう過ごしていましたか?」「今,どう感じていますか?」という,情緒への侵襲性が低いだろうと思われる当時の行動や生活,現在の心情に焦点を当てたものにした。手順は表6-1のとおりである。

ここで出た教師個人の気持ちは,もちろん尊重されるものである。しかし,その内容によっては,今後学校全体で子どもたちに震災後のサポートを提供していくうえでは困難が生じることが予想される。そのため,今後どの教師に手助けが必要なのか確認する機会にもなる。

多くの教師は震災時を振り返り,語り,そしてお互いの話を聞いていた。また話を聞くうちに,以下のような会話が生まれた。

「あの日の夜の星空がキレイだった」
〈そうだったそうだった〉
「ガソリンがなくて大変だった」
〈わかる,わかる〉
「建物が流されて,思っていたよりもずっと海が近いことに気づかされた」
〈私も思いました〉
「テレビの映像が衝撃的すぎて,テレビの前から離れることができな

かった」
〈こちら（被災沿岸部）は電気も止まっていたから，何が起きたかわからなかった〉
〈私は津波も見ていないから，むしろそっちのほうが怖かったかもね〉

　このように，自分が忘れていた記憶を共感しながら整理したり，当時の苦労を乗り越えてきたお互いをねぎらう様子が見られた。また，震災時内陸にいた教師の話を聞いて，今まで知らなかったことや，他の地域の人が震災についてどのように感じていたのかを知る機会になっていた。教師自身，知らないうちに多くのことを感じ，さらにそれを語ることなく過ごしてきたことに気づくことで，今後ポジティブに子どもたちへ表現をうながす下地ができていたように思われる。
　筆者は北海道スクールカウンセリング研究協議会で講演をしたなかで，同様のグループシェアリングを実施したことがある。そこでは，当初の予定を15分近く延長するということが起きた。東日本大震災は人々の心に影響を与えた。そこで生じた想いは，一度話し始めると東北から離れた北海道でも，そして大人でも，さらには心の専門家ですら止めがたいことを，実感として経験した場面であった。

2．ストレスマネジメント——呼吸法とリラクセーション

　震災後1年目は，SCの人数が十分とはいえず，子どもたちをサポートすることが物理的に困難であった。必然的に，震災後の心のケアは，緊急度が高いと思われる子どもから順次対応していくということが多かった。
　2年目以降はSCの人員増加に伴い，学校が本来抱えている問題への対応や，予防的な心理サポートが業務として増えていった。ただし，心理支援が受け入れられ始めたとはいえ，教師も子どももまだ新しいやり方を次々に取り入れていくほどの余裕は持ち合わせていなかった。しかも，1学期は運動会や陸上記録会，部活の総合体育大会などの大きな行事が多いため慌ただしく，一人ひとりに満足いく時間が取れない。そのため，子どもたちになじみがあり，短時間で働きかけられる支援を工夫する必要があった。

表 6-2　SC の自己紹介を利用した，リラクセーション体験の日常化への取り組み

①新年度の自己紹介と称して各クラスに赴き，5～10 分程度の時間をもらう。
②その時間で自己紹介と，呼吸法や筋弛緩法によるリラクセーションのデモンストレーションを行う。
③②を子どもたちと一緒に行う。
④③の後に，「これを使うとしたらどんな時がいいかな?」という質問をし，日常で使うイメージを促す。
⑤後日，担任と相談し，意図的に日常生活のなかへ取り入れてもらう。

　その工夫の一つとして，SC の自己紹介を利用し，呼吸法やリラクセーションをクラスに取り入れる方法があった。この呼吸法やリラクセーションは，昨年度から緊急支援の際に何度もやってきており，子どもたちは聞けば思い出す程度にはなっていたので，短時間のレクチャーでも上手にできる子が多かった。しかし，やり方を知ってはいても忘れていたり，普段から習慣のように行っている子どもはほとんどいないのも事実であった。
　そこで，改めてやり方をおさらいしつつ，日常生活でも適宜継続して行えるような工夫を，教師と協議していった。手順は表 6-2 のとおりである。生活に取り入れていく方法としては，以下のものなどが挙げられ，実施していった。

- 朝の会や帰りの会，サイレントタイム[*2]の時間と並行して行う。
- 休み時間から授業へ移る際の授業始まりに，30 秒で行う。
- クラスがざわついたときには，叱るのではなく，先生と一緒に 10 回行う。

　行事や大会で自分の出番前に緊張する子は多く，緊張を低減させる取り組みへのモチベーションは高いものであった。続けると，1 学期後半にはクラス全体の安定感が増し，落ち着かなくなることが減ってきた。さらに，子どもたち同士では，以下のようなやりとりが聞こえてきた。

[*2]　作業を止めて一日を静かに振り返る時間。1～3 分ほど行うのが一般的。落ち着きのないクラスや子どもは苦手である。

- 運動会の徒競走前に

「緊張しているんだったら，いつものやるといいよね」
- 部活の試合前に

「力入っているぞ。SCの先生が言ったのをやってみなよ」
- 遊び時間ケンカになったときに

「落ち着けって。呼吸法，はい1，2・・・」

　心のケアの最終目標はセルフケアである。生活で生じるストレスを子ども自身でケアする方法を身に着けることは，将来的に重要である。また，普段からこうした習慣をつけることで，ストレスを溜めづらい心身を育むことにもなる。

第3節　心とからだの健康観察——2年目2学期

1．心とからだの健康観察

　夏休み明けの9月には，「心とからだの健康観察」がある。これは，3.11前後の表現活動と並んで，震災後の心理支援を直接的に子どもたちに提供できる重要な機会となる。しかし，調査目的の健康アンケートと同様に考えている教師も少なくなかった。

　そこで，事前に「この健康観察すること自体が，トラウマからの回復をうながす治癒的行為であり，自らの状態をゆっくり振り返る機会になる」という意義を，丁寧に伝え理解をうながした。また，「大切なのはわかるけど，思い出して何かあったらどうする」といった教師の心配の声に対しては，「トラウマの記憶は思い出さないようになることではなく，思い出してもコントロールできるようになることが大切なのですよ」と，適宜ゆるやかに関わる大人への心理教育を施していった。

2．心のサポート授業

「心とからだの健康観察」は「心のサポート授業」とセットで行われることになっているが，多くの学校では「何をすればいいのか」と，悩みの種となっていた。岩手県の教育委員会からは，「心のサポート授業は教師が行う」と示されているが，あくまで将来的な目標ととらえるといいだろう。多忙な教育現場で新たな試みを始めるという負担や不安の軽減，SCの全体介入機会の獲得，教師にSCの授業を体験してもらう機会ととらえ，この時期はむしろSCが積極的に関わっていくべきである。もちろん，「心のサポート授業」を主導できる教師がいる学校では，SCは極力サポート役に徹する。

3．心とからだの健康観察と心のサポート授業の手順

「心とからだの健康観察」「心のサポート授業」の手順は，表6-3のとおりである。

A．担任からの説明

子どもたちにとって一番身近な存在である担任から，自身の体験などを交えて，「静かに自分と向き合い，心と体に耳を傾けることは大切なことです」と話してもらう。

B．心とからだの健康観察の実施

静かで落ち着いた雰囲気のなかで実施し，十分に時間を取る。安心も安全も感じられないようなクラス環境では，個別に行うことも考慮しなければならない。

表6-3 心とからだの健康観察と心のサポート授業の手順

①担任から授業の説明
②心とからだの健康観察の実施
③心のサポート授業の実施
④感想の記述
⑤終わりの挨拶

C．心のサポート授業の実施

1学期に教師に向けて行った「基本研修」を，子どもが理解できるようにかみ砕いて提供することになる。その際，リーフレット（『いわて子どもの心のサポート』参照）などを用いて，「大変なことが起こった後に，いつもと違う反応が出ることは普通のこと」「親しい人や信頼できる人につらい気持ちなどを話してもいいし，話せることは良いこと」というメッセージを伝える。実際，震災後に沸き上がる気持ちについて，「こんなことを考えている自分は変だ」と考えて，ずっと相談に来られなかった子どもがいた。継続して震災後の心理支援を行うため，子どもたちの「自分だけ変なんじゃないか」と抱える孤立感を減らし，援助希求行動を引き出す働きかけを，常に行っていかなければならない。

D．感想の記述

「すっきりした」「自分の気持ちとしっかり向き合えた」と書く子どもが多かった。

E．終わりの挨拶

「震災後の自分」と向き合うという，非日常の体験をした後なので，その授業後の日程確認や翌日の連絡など，子どもたちに日常生活を意識させてから終わるほうが丁寧といえるだろう。その後，「心とからだの健康観察」の結果を受けて，教師やSCによる個別の面談の計画を練っていくことになる。

4．SCが行う「心の授業」

1）トラウマ反応への対応

健康アンケートの集計を見ていくと，それぞれのクラスによってチェックされる項目の偏りが多いことがある。たとえば，Aクラスはマイナス思考を測る項目が高かったり，Bクラスは過覚醒の項目が高かったり，といった具合である。そのような場合はクラス全体に，しかもその項目に対応したSCの行う「心の授業」を提供していくことで，クラスの仲間と一緒に同じ課題について学ぶ機会になる。「心とからだの健康観察」が測っている項目と対応した「心の授業」は，表6-4のとおりである。

表6-4 トラウマ反応に対応した心の授業

「過覚醒」	→	リラクセーションやマインドフルネスを取り入れた授業
「マイナス思考」	→	認知再構成法を取り入れた授業
「回避・マヒ」	→	段階的エクスポージャーを取り入れた授業
「日常ストレス」	→	ストレスマネジメントを取り入れた授業

＊「再体験・フラッシュバック」の項目を何人も高く出すクラスというのは見られなかった。また、この項目が高い場合、臨床的に重度ととらえることができるので、個別面談へつなぐことが優先された。

こうした授業は、比較的短時間で幅広い心理教育が行われる「心のサポート授業」よりも焦点が絞られているため、「心とからだの健康観察」「心のサポート授業」を補完する役割を持つといえる。

2）ストレスマネジメント

また、これまでも日常のストレスに対応していくため、クラス全体に向けてSCが「心の授業」をする、ストレスマネジメントの考え方を浸透させてきた。行う授業の内容は、先述したトラウマ関連の授業以外にも、アサーショントレーニングやアンガーマネジメント、話の聴き方講座（カウンセリング技術の伝達）、問題解決技法など多岐にわたった。

授業で何を行うかはSCの得意不得意によって異なり、各々が趣向を凝らして行っている。ただし、被災地の学校で行うことを考えれば、将来を見据え、その授業のなかに無理なく震災と関わるような一工夫が求められてくる。

たとえば、アサーショントレーニングの授業では、授業前に導入として以下のような話ができる。

> 「今日は人間関係のことを勉強していきますが、みんなは困ったときや自分が大変なとき、たとえば震災のときなど、どういう人にそばにいてもらいたいですか？　おそらく知らない人よりは知っている人、知っているだけの人よりは信頼できる人、ではないでしょうか。でも、信頼はすぐにはできませんよね。大変なことがあっても、そばに信頼して支えてくれる人がたくさんいるといいですよね。そのためにも、今日は適

切なコミュニケーションを学んでいきましょう」

ほかにも，アンガーマネジメントの授業では，以下のように話す。

「みんなはどういうときに怒りますか？　たとえば，震災後，被災地に来て写真を撮っている人を見て，腹が立ったと言っていた人がいたけど，みんなはどうですか？　また，そのときのどんなことを考えますか？」

このように，震災後に沸き上がるネガティブな感情の例として出すこともできる。ある子は「僕もある」と話した後に，「そうやって感じるのは僕だけじゃないんだね」と話し，一年以上抱えていた孤独感を癒やしていた。

このように，震災後中長期の心理支援は，ちょっとした機会を利用して震災に触れ，少しずつ癒やしや気づきをうながし，支えていくことになる。

第4節　コミュニケーション力を育む──2年目3学期

3学期は短かく，受験や卒業を控えて，学校全体がソワソワしているように感じる学期である。学校として落ち着いた雰囲気で3.11を迎えられるよう配慮していくことは，自然なことといえる。アニバーサリー反応について情報提供したり，起こりうる事態や不安に対処していくことは重要である。

1．日常のツールを使った子どものコミュニケーションの促進

先述のように3.11付近に震災後の表現活動を行う学校が多いが，この活動は表現する力が乏しい子どもほど，難しい課題となる。学校では子どもの表現する力を育てるため，コミュニケーションツールの一つである「デイリーライフ[*3]」を年度当初から活用した。

これまで，デイリーライフの日記の欄を用いて表現をうながすという目的意識はなく，連絡帳くらいの扱いだった。そこでまず，コメントを書く教師

を担任に限らず，他の教師やSCを参加させていった。

　コメントについてバリエーションが出るよう提案をし，相手の表現をうながすようにコメントを書いてもらった。たとえば，「今日は数学があった。がんばった」のように，その日にあったことを羅列するだけの子どもには，「だんだん難しくなっていくけど，がんばっているんだね。教科では何が好きですか？　それは何でかな？」と質問を投げかけるようにした。他にも，話題をさらに広げたり，別の角度から考えるとどうなるか，といった質問を返したりもした。「疲れた」など，毎日乏しい内容を書いてくる子どもには，「部活も遅くまでやっているから疲れてしまうのかな？」「疲れてイライラが出てくることもあるようだけど，どう？」などと，相手の気持ちを推し量って返してみることを意識して，コメントしていった。

　このようなコメントを続けるうちに，「もっとしっかり書け！」「家での勉強もがんばってください」と書いていた教師のコメントが変化してきた。そうすると，子どもたちの書く内容や表現にも少しずつ広がりが見え，さらにその内容に教師が興味を持ち，コメントも膨らむ，という良い循環が起こっていった。こうしたやり取りは，「デイリーライフ」のみならず日常生活にも波及し，教師と子どもの交流を促進していった。子どもたちの表現する力は，日々の小さなやり取りの積み重ねによって成長していく。そして，こちらの関わり方次第で，「表現したい」という気持ちをうながすことができる。「デイリーライフ」以外に日々の宿題やプリントに書き込むコメントを使ってのやり取りも有効であった。

2．子ども同士のコミュニケーション

　年齢が上がってくると，大人とではなく，子ども同士でコミュニケーションしたい気持ちが増してくる。しかし，普段子ども同士がコミュニケーションのなかで，自身の気持ちについて適切にやり取りしている場面に出くわすことは少ない。受け入れられた経験の少ない子どもは，表現を控えることが

＊3　「やり取り帳」ともいう。翌日の予定や持ち物などを書き入れる欄と，その日にあった出来事や普段思っていることなどを自由に書く欄がある。教師は生徒の書いたものにコメントを付けて返す。SCも可能な限りコメントを書いている。

表6-5　表現活動前の心の授業

①授業の説明と意義
②話の聞き方の練習
③「さいころトーーク」で何を話すシート
　（図6-1）を使って考える
④グループでの「さいころトーーク」
⑤授業の感想とまとめ

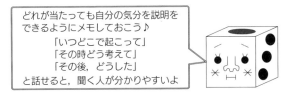

さいころトーーク

	メモ	内容
1		さびしい・さびしかった
2		かなしい・かなしかった
3		こわい・こわかった
4		うれしい・うれしかった
5		つらい・つらかった
6		がんばっている・がんばった

どれが当たっても自分の気分を説明をできるようにメモしておこう♪
「いつどこで起こって」
「その時どう考えて」
「その後，どうした」
と話せると，聞く人が分かりやすいよ

図6-1　さいころトーークシート

考えられ，表現活動でも積極的に参加できない可能性も高くなってしまう。そこで，3.11の表現活動をする前の「心の授業」では，子どもたちに自分の感情表現を受け入れてもらうという体験をしてもらった（表6-5，図6-1）。

1）表現活動前の「心の授業」の実施

A．授業の説明と意義

「自分のネガティブな感情も大切な感情です。自分を大切にするためにも自分の気持ちに気づき，お互いに表現してみよう」と教示し，授業の導入を

する。

B．話の聞き方の練習

相手のネガティブな感情を適切に聞けるよう，最初に話の聞き方の練習をする必要がある。ここでは，「相槌を打つ」「話している間は口を挟まない」「（興味を持っていることを伝えるため）話している人の目を見る」という3点に絞って説明し，デモンストレーションをする。

C．「サイコロトーーク」の導入

「話す人は30秒から2分は話をしてもらいます」と指示し，「さいころトーーク」シートを使って，何を話すかをメモしていく。

D．「サイコロトーーク」の実施

小グループで行う。何が何でも表現させることが目的ではないので，パスや，2回さいころを振って，話せる気持ちのところで話してもよいようにした。

E．授業の感想とまとめ

感想を書いてもらう。まとめでは，「普段はあまりしないけど，自分の気持ちのことをしっかり聞いてもらえると落ち着くよね。大変なことやつらいことがあったときには，信頼している人に話してみることで，気持ちが楽になるということもあるので，やってみてくださいね」と伝えて終わりとする。

感想では，以下のようなものが挙がっていた。

- 「話す前はちゃんと聞いてもらえるか心配だったけど，しっかり聞いてもらえてうれしかった」
- 「ほかの人の話を聞いていて，普段そういうことも考えているんだと知って，新しい発見になった」
- 「普段話さないこともこれだと話せた。またやりたい」

普段は相手に気遣って，表面的な話題に終始してしまうのは大人も同様である。そのため，子どもたち任せにしているだけでは気持ちを表現する力が育たないばかりか，「表現してはいけない」という誤った学習をすることすらありうる。そうしないためにも，授業中という守られた環境のなか，少し

負荷をかけた感情の表現を練習し，友だちに受け入れてもらう機会を子どもたちに提供していく必要がある。こうした取り組みは，震災後の自由な表現につながるだけでなく，日常生活での友人関係づくりにも効果が期待できる。

なお，サイコロトークの1～6の中身を変えることで，対象や目的を変えることもできる。たとえば，まだネガティブな表現は難しいクラスには，内容をすべてポジティブなものにしてから始めるといいだろう。反対に，もっと表現を伸ばしたい場合は，「切ない・切なかった」「やるせない・やるせなかった」などの複雑な感情を入れてみる。ほかにも，「家の中でのことについて」や，「文化祭取り組み中に生じた気持ちについて」といった枠づくりをすれば，より限局したやり取りが可能になる。

2）3.11の表現活動

こうした一年間通しての集団への取り組みと個別の取り組みが合わさり，3.11の表現活動へとつながっていく。表現活動は決して単発で行えばよいというものではない。関わる人たちの理解と事前の準備があって，はじめて安心安全に行える活動である。表現活動が安心安全に行われるのであれば，子どもたちの震災の体験や震災後の生活を自分の人生のなかに統合していく一助になることと思われる。

また，年を経るごとに子どもたちの表現は変わっていく。子どもたちが生涯にわたって震災を経験した自分に向き合っていける力がつくよう，支援することが望まれる。

第5節　震災後の学校でSCが心がけたこと

子どもたちの心や発達への震災の影響は，時間が経つにつれ，複雑でわかりづらくなっていく。岩井（1999）は，「その体験の影響がそれだけにはとどまらず，それ以後のその人の生活に影響を与え続けるような体験こそがトラウマだ」としている。これまで何の反応も出さなかった子どもが，突然大きな反応を出すこともある。また，震災後の日常生活の小さなストレスの累

積も目立ってくる。そのため，被災地の学校で支援活動するときには，どの子にも震災の影響があるという理解とともに，どの子にもそれを乗り越える力があるという希望的な視点を持って，支援にあたることが求められる。そのなかで，予防的効果を期待できる全体や集団への介入は必須である。

ただし，多忙を極める教育現場で，震災後の心理支援だけをしていられないのも事実である。SCは，連携相手である学校や教師の実情を踏まえながら，必要な震災後の心理支援を提供していかなければならない。そこには，教育現場に元からある資源や風土を利用する柔軟性や，これまでの取り組みをさらに創意工夫し，丁寧に提供していく地道さを心がけていかなければならない。

第6節　まとめ

3年目以降は，風化との戦いでもある。日本の災害後の心のケアの第一人者である藤森は，「災害時のメンタルヘルスというテーマは，長い間，人々の関心を惹きつけることはできないということも事実だと知りました」（藤森・前田，2011）と述べているように，学校現場でも日々の新しい課題や問題に追われるなかで，徐々に平時の体制へと戻っていく。

もちろん，こうした課題や問題に対応していくことは必要である。同時に，トラウマの重症化を予防し，不適切な対応による二次障害を防ぐには，切れ目無い長期にわたる心理支援が大切である。その支援を届きやすくするためには，周囲の大人が子どもたちに，「(何年経っても) 震災のことを話してもいいんだ」とメッセージを送り続ける必要がある。決して無理やりに「話させること」が支援の目標ではない。

さらに，こうした取り組みを継続していくためには，保護者や地域を巻き込んでいく重要性を感じる。現在は「SCだより」というかたちでの啓発活動をしているが，保護者や地域に理解してもらい，一緒に子どもたちを支えていくには，なお一層の時間と労力がかかる。この労を惜しめば，次に何かあったときの衝撃は計り知れないものになるだろう。震災後の心理支援は，すなわち次の災害への準備である。震災の体験や命を守る術を語り継ぎ，そ

のための対処を日々意識的・無意識的に継続していくことは，災害の多い日本では子どもに教えるべきものの一つといえるだろう．

【文献】

藤森和美・前田正治編著（2011）大災害と子どものストレス――子どものこころのケアに向けて．誠信書房

岩井圭司（1999）被災地のその後――阪神・淡路大震災の三三ヶ月．「心のケアセンター」編．災害とトラウマ．みすず書房，p.4.

下山晴彦（2012）災害に対する包括的心理支援システムの構築に向けて．特集 災害トラウマの快復に向けて――包括的心理支援システムを構想する．臨床心理学，**12**(2)，165-170.

冨永良喜（2012）大災害と子どもの心――どう向き合い支えるか．岩波書店，p.41.

第7章 東日本大震災で同級生をなくした小学校での教師とスクールカウンセラー協働による心のサポート

― 永田伊津香 ―

　東日本大震災により同級生を行方不明でなくした児童たちが，卒業を前にその存在や関係について改めて位置づけし直し，今後もその同級生とともに過ごしていくための分かち合いの取り組みをまとめた。
　個に対するアプローチだけでなく，集団に対するアプローチを教職員とSCが協働で行い，SCがサポートをしながら実施することで，個だけでなく集団にも癒やしとなった経過について紹介したい。

第1節　「卒業を共にする」取り組み

1．I小学校について

　2011年3月11日に起こった東日本大震災津波により，当時I小学校の低学年だった児童が行方不明となり，現在も見つかっていない。小学校も被災して使えなくなったため，I小学校と同地域のJ小学校が，K小学校に3年間の間借りをした後，K小学校に統合となった。
　筆者が勤務を始めたのは間借りを始めて3年目からだった。学校統合後，このクラスの児童たちが卒業を目の前にしたときに，行方不明となった同級生の存在をどのように扱い，どのように位置づけていくかについてを，クラスメイトとともに分かち合うという取り組みを行った。

1）A児について

　担任からA児について，震災のことについて思い出すことがあるようだと相談があり，面接を開始した。初回の面接で，時々震災のことを思い出すことや，津波の夢を見るようになったことを語った。同じクラスのB児が流されたのを思い出して，かわいそうだと思うようになったこと，震災後1年目は夢にB児がよく出てきていたことも話し，余震や津波注意報があると怖くて涙が出てきたり，不安で怖くなり，津波の夢を見て寝不足だとのこと。このことで，いつもすっきりしなくてモヤモヤすると語った。

　筆者は，「夢を見るということは，これまで蓋をして見ないようにしていたものに，少しずつ向き合って整理しようとしていることの表れ。それは，あなたの中でちょっとエネルギーが溜まってきて，今までできなかったことが，少しずつできるようになってきているということ。悪いことではない。でも，それを自分一人で抱えていたり，何とかしようとすると苦しくなってしまうから，私（SC）に手伝いをさせてほしい」と伝え，面接を定期的に行うことを提案した。また，表現することで経験をまとめていくという作業になり，話したいときは話して良いし，表現することも悪いことではないということも確認をした。

　その後はSCの勤務日には毎回の面接を組んだ。学校統合後は調子が良く，A児と相談をして回数を減らしていたが，その後再度訴えがあり，面接を再開。モヤモヤすること，学校統合でB児たちを置いてきてしまったと感じること，震災のときの光景が離れないこと，などを訴えるようになった。

2．取り組みを行うことになった経緯

　K小学校では，その日の面接について教員とシェアリングを行っている。窓口になっている教員だけのときもあれば，必要なときにはチームとして，担任や特別支援コーディネーター，養護教諭，生徒指導，副校長，SCなどでシェアできる体制になっていた。チームにA児のことを伝えたとき，震災時にK小にいた生徒指導教諭が，A児の語った「B児をあっちに置いてきてしまった」という言葉の重さを受けとめ，卒業生と震災（友だちがなくなっ

たこと）をどう考え，卒業に向かわせるかについて考えたいと，提案してくださったことから始まっている。

第2節　SCとして「卒業を共にする」取り組みをどう考えるか

1．表現活動の意味

1）A児

　夢に出てくるという再体験による，思い出して苦しくなったときに考えないようにしようという思考回避は，その刺激を避けることになり解決につながりにくく，なかなか効果的な対処とはなりづらい。少しずつその出来事に向き合うことで，自分のなかのひとつの経験としてまとめることができ，落ち着いていくといわれている。夢に出てくるというのは，それまで見るのが怖くて蓋をしていたけれど，自分のなかに少しゆとりができて蓋が開いたということであり，A児にとってはそのタイミングが，この喪失体験に向き合う時期だったのだと考える。

　語り，表現をするということで，自分のそれまでばらばらになっていた経験や想いをまとめる作業となる。表現をすることで，自分の経験を自分の一つの物語として納めていくことができ，その作業をそれまで個別面談で筆者と行ってきた。

　面談のなかで，A児は学校が統合した後も，他の小学校との温度差について口にしていた。それは，A児に限らず，被災している地域でよく語られることではあるが，狭い範囲の同じ地域でも感じられる差があり，「それぞれ被災はしているけれど何となく違う」というのが，A児の感じているところだった。

2）C児

　本児も大変つらい経験をしており，この気持ちについては誰もわからない，話せるのはI小のA児だけ，とのことだった。ただ，C児も，自分の経

験を語りたいという想いもあり，学校統合後の小学6年生になってから，筆者との定期的な面談を開始していた。

3）A児，C児，D児

B児が行方不明であったため，突然の別れとなり，この3人はB児と最後の挨拶ができていない。そのため，3人には，現実のこととしての実感のなさや，認めたくないという想いは強かったと推測される。葬儀は行われているが，"どこかで"という気持ちは3人にはあった。

喪失体験をしたときに心から十分に嘆き悲しむという悲嘆のプロセスを，踏むことができていないのではないかと考えた。Worden（2008）は喪の作業として，以下の四つの課題を挙げている。

- 死別の現実を受け入れる。
- 死別の苦しみ，悲しみを受け入れる。
- 変化した環境に適応する。
- 故人を位置づけし直し，新たな方向に向けかえる。

これらの課題を，児童たちは行うことができずにいたのではないかと感じていた。そのため，表現活動を行うことも，喪の作業（グリーフワーク）になるのではないかと考えた。

2．個と集団，集団のなかでの癒やし

個人療法として，個別の面談を行うなかで話を聴き，A児やC児へのケアをしてきた。しかし，今回の提案を受け，個ではできないケアもあり（温度差，自分たちの気持ちはわかってもらえないなど），集団だからこそできるケアもあるのではないかと感じた。

特にこの学校の地域は，地域性の強い土地で結びつきがとても固い。子どもたちはこれまでずっとこの集団のなかで育ち，生きてきた。地域やその集団での助け合いが昔から続き，おそらく，これからもその関係性が続いていくであろうと考えられる。

これまでも，家族や地域，友人，そして環境に支えられて生きてきた子どもたちであり，これからも支え合って生きていかなければいけない。集団へのアプローチは，この支え合いの絆を強くし，集団のなかでの癒やしや成長を期待することができるのではないかとも考えた。そして，この取り組みを行うことで，B児との新しい関係のスタートを切ることができるのではないかと考えていた。

また，このクラスの雰囲気はとても良く，担任との信頼関係が強く築かれている印象があった。子どもたちは担任を信頼し，担任も子どもたちを良く把握しており，アプローチも上手であった。そのため，安心してお願いすることができると感じていた。

3．実施にあたって気をつけたこと

1）職員の不安の軽減

この取り組みをするにあたって，本当に行っても大丈夫なのだろうかという職員の不安は，もちろん大きいと推察された。そのため，SCとしてはそこで揺れずに，「とても大切な取り組みで，表現活動を行って良かったと感じている学校もある。この子どもたちと担任ならきっと大丈夫」という姿勢を崩さないことが大切であると感じていた。

また，「以前に似たような取り組みをして，実際に行って良かったという事例はないか。それがあると少し安心して行うことができる」と担任から聞かれたため，他の沿岸地域の巡回型カウンセラーに情報提供をしてもらった。他の沿岸地域での取り組みを聞くことができたというのはとても心強く，過去にこのような事例があり，このような様子だったということを伝えられたのは，大きかったのではないかと思う。また，2名のスーパーバイザー（以下SV）が教育事務所には毎月来てくれているため，SVにも相談をして助言をしてもらい，それを担任や関係の先生方に伝えた。さらに，実施に向けてのカンファレンスも行い，当日に向けてさまざまな話をしていった。

取り組み後には職員全体でのシェアリングをして，担任やそこに参加した教員を労い，想いを少し表現してもらう場をもたせてもらった。

2）事前の確認

「卒業を共にする」取り組みをするにあたって，同級生が行方不明となった児童には，事前に担任から話をしてもらった。B児についてクラス全員で触れることをどう思うか，その取り組みをしたいと思うかの意思を確認し，子どもの意思を尊重してもらえるようにした。先生方とは，一人でもやりたくないと思う児童がいたらこの取り組みは行わないことを確認し，拒否できる権利も与え，子どもたちと話をしてもらった。

また，筆者と継続面談をしていたA児とC児には，担任確認後に筆者とも面談をした。〈担任の先生から話があったと思うけど，どんなふうに思った？〉との問いかけに，A児もC児も「みんなにB児のことを知ってもらえる良い機会なのだと思う。やりたいなと思った」と話した。当日は筆者もサポートに入るということを伝え，当日の取り組み前にも面談をして，緊張を和らげられるよう関わった。

学校からは，事前に取り組みをするということを保護者宛てに文書を出してもらい，この活動の目的や，気になることがあれば学校に連絡をしてほしいということ，SCとも連携して行うことを，文書に書いてもらった。

4．取り組みの印象

1）子どもたち

A．語る回――1回目

当日は，授業に入ることのできる先生がたには来てもらい，何かあったときに対応できるように環境を整えた。取り組みは1日ですべて行うのは難しいので，語る回と手紙を書く取り組みをする回の2回に分け，両日ともSCは勤務日とした。

1回目の語る回では，担任から，「今日は"卒業に向けて"ということを考えたい。もうすぐみんなは卒業であること。これから卒業に向かっての準備や練習が多くなり，協力してクラスを盛り上げていくこと。その時間は，中学校に入ってこの仲間で頑張っていくためにも，大切な時間である」という話があった。そして，「実はもう一人，一緒に卒業するはずだった仲間が

いる」ということが話された。

　子どもたちに，その仲間の存在を知っているかを担任が尋ねると，ほとんどの児童が知っていると答えたが，なかには知らない児童もいた。そこで担任がB児のいた頃の写真を子どもたちに見せ，B児の想い出について，Ｉ小の児童が語り，共有をした。その際，Ｉ小の子どもたちはとても楽しそうにその当時の想い出を語っており，たくさんの笑顔が見られた。それまでまったくB児について触れなかった児童も，写真を見ながら，「あのときの○○だ！」「あのときこんなことがあったんだよ！」と，笑顔で語る様子も見られた。

　B児との想い出について語りながら，"今B児に伝えたいこと"について話が及ぶと，A児は想いが溢れ，もしかしたら初めてここまで心から泣くことができ，表現することができたのではないかと感じるくらい，素直に想いを語っていた。また，周りのクラスメイトが一生懸命耳を傾けているということも，とても伝わってくる時間となった。

　A児は，「話してよかった。自分の思っていたことは話せた。モヤモヤがなくなった」と語った。また，B児をよく知らない児童も，涙を流しながら「知ることができてよかった」「Ｉ小の友だちがこんな想いでいるなんて知らなかった」「これからはもっと支えてあげたい」と口にし，クラス全体で共に感じているという印象をもった。その後，子どもたちで話し合って，B児にみんなで手紙を書くことになった。

　授業では，1回目は感情が溢れて止まらなかった児童もおり，その際には職員が声をかけたり，保健室や別室で落ち着くように話を聞いたり，温かい飲み物を出すなど，スムーズに対応をしてくれていた。著者はその対応の最後に全体へのリラクセーションを行い，取り組み後は気持ちを落ち着けていられるよう配慮をした。

　1回目の後，担任はB児と大きく関わりのあった児童と話をし，著者も気になる児童とは面接をした。気になる児童については担任から保護者に連絡をして，家庭でも様子を見てもらうこととしたが，特に大きく崩れた児童はいなかった。

B．手紙を書く回――2回目

　1回目で話し合い，B児への手紙を書くことになった回である。1回目の

取り組みは午後であったため，語る回の後の学級全体の様子を観察することができなかった。そのため，2回目はその後の様子も見られるようにすることと，その後は楽しく学級で過ごして帰ることができるように，午前中の3時間目に設定してもらった。

また，1時間では手紙をすべて書き終わらない児童もいると考えられるため，予備でもう1時間取っておくこととした。担任から，B児に伝えたいことや，語る回で話を聞いて思ったことや考えたことを素直に書いてよいこと，また，無理をしなくてよいということも伝えられた。書く分量もそれぞれ違ってよく，もし書くのが難しい児童は，自分が今頑張っていることや中学校に行ったら頑張ってみたいことでもよい，と前置きがあった。

2回目は皆落ち着いており，黙々と手紙を書いていた。感情が溢れたり，落ち着かない児童もいなかった。I小学校の児童は1時間では書き終わらず，2時間を要した。表現が苦手なD児がこれまでほとんど語ることのなかったB児への想い，A児のこれまで背負ってきた想い，C児の被災体験も含めた想い，初めてB児のことを聞いた児童の想い，それぞれがB児に対する想いを綴っていた。手紙の最後は，どの児童も肯定的な文章で締めくくられていた。

最後はSCがリラクセーションを行い，授業を終えた。そして，その後，継続面談の児童とは面談を行い，落ち着かせて帰ることのできるよう配慮した。

2）教職員

教職員のなかにも，大きく被災をした学校にいたり，自身が被災，身内が被災をしたという方々もいた。震災から数年が経ち，以前に比べて震災の話題も自然と出るようになっていた雰囲気もあったが，逆に今さら話すことはできないと感じていた教職員もいた。

今回の取り組みをするために話し合っていくなかで，自身の被災体験やそのときの出来事について，しみじみと語られるということもあった。また，職員室でも自然と震災時の話題が出て，職員同士が震災について話をすることができたということも，今回の取り組みの大きな意味の一つであると考える。

今回の取り組みを行うことができたのは，教職員が同じ方向を向いて，子どもたちをサポートする体制ができていたからである。教職員のなかでも，この取り組みについても思うところはあっただろうが，全体で支えようという想いは持ってくれていたのだと感じていた。それがあったからこその，この取り組みであっただろう。取り組みの最中，子どもたちも涙を流したが，多くの教職員もとても感じる部分が強い時間となっていた。自分たちの想いを教職員も共有してくれたからこそ，子どもたちも安心して想いを表現できたのだと考える。

5．取り組み後

　書いた手紙は卒業時にタイムカプセルに入れ，彼らが20歳になったときに開けることとなった。その後は卒業に向けて進んでいき，皆良い表情で卒業を迎えていた。
　K小では，卒業式次第に6年間で一番想い出に残っていることを載せるが，A児は，この震災の取り組みでクラスメイトと語り合ったことを挙げていた。それまで"一人で"抱えていたというところから，"仲間と共有"できたことで，安心感にもつながったのではないかと考える。A児にとって，必要な取り組みだったと改めて感じた。
　著者は取り組みを行った次年度から，K小学区の中学校にもSCとして勤務をすることになり，卒業して中学生になった彼らも継続して見ていた。
　自分の好きなテーマで作文を書き，コンクールに出すという国語の授業で，A児とC児は震災をテーマに選んでいた。A児は，まだどうしたらいいかわからない想いになることはあるが，ずっとこのまま立ち止まっているわけにもいかないと思っていること，この一年はもう少し震災についてまとめる一年にしたい，そして，震災のことを知らない人たちに，震災でこのような出来事があって，こういう想いをした人がいるということを知ってほしいと話した。そのために作文にも書こうと思ったということを語り，卒業前の取り組みは，自分にとってすごく特別なことで，一生忘れられないとも語っていた。
　その後の彼らは，小学校とは違う困難さや環境，思春期もあって，難しさ

が出ている部分もあった。けれども，彼らの関係は表面的な付き合いではなく，感情と感情でのやりとりをしたり，内面をお互いに表現できているように見られた。A児やC児の課題が小学校の頃に出てきたように，それぞれのタイミングで，それぞれの課題は出てきているが，根の部分では大きくつながっている集団なのだと感じる。

　彼らが20歳になったとき，手紙を入れたタイムカプセルを開けて，どのような感情が生まれ，どのような会話をするのか，と想像をしたりする。つらい大変な経験をしたことで生まれるエネルギーや成長を，子どもたちから感じさせてもらった取り組みとなった。

第3節　震災後の学校でSCが心がけたこと

　筆者は発災後の2011年の5月と7月に，緊急支援で岩手県と宮城県に入り，2013年から岩手県の巡回型カウンセラーとして勤務を始めた。今振り返ってみると，どちらにも共通していえることは，カウンセラーとして揺れずに"居る"ということだった。そして，教職員と常に相談をして現場の声を聴きながら学校のニーズに応えることや，"居る"ということで安心感を感じてもらえるように活動をしていくことだったのだと考えている。

　震災後はコミュニティの変化が大きく，それらが生活ストレスとして蓄積されていたように思う。震災直後は津波による出来事の話も多かったが，巡回型カウンセラーとして岩手県に来た頃には，その後の生活ストレスについて語られることも多くなっていた。岩手県の沿岸は地域性が強く，その地域や土地によって文化があり，風習がある。そのため，その地域の文化や風習を知ろうとすることは，それまでその土地で育ち，生活をしてきた方々のお話を聴いたり，接していくうえで，とても大切だった。

　震災にかかわらず，学校臨床の場では柔軟性や協調性が求められ，そのなかで専門職としての立場が求められるのだと筆者は思っている。震災後はそれまでとは違う日常となり，その日常のなかでも変化が多い。そういうなかで，SCがいかに邪魔にならずに学校や子ども・保護者のために動いていけるかを考えて活動をしていた。

第4節　おわりに

　"仲間と共有する"ことで得られる安心感や癒やし，そしてそこから生まれる一体感や結びつきの強さというのは，つらくて苦しいことを共に感じ，考え，分かち合うことで生まれるのだと思う。

　震災後，沿岸から内陸に転居した人たちの予後が悪いというデータが出ている。それは，自分の経験を語ることができなかったり，自分の経験をわかってもらえない，共有できないという孤立感が大きいのではないかといわれている。震災後のその地域の変化を，自分もそこに身を置いて一緒に感じていくことで，緩やかではあるが，地域と一緒に心も自然と癒やされていくということは大きいのであろうと感じる。ただ，そこでも葛藤はあり，変化に自分一人でついていくことが難しい人たちもいる。そこをどのようにサポートしていくかを考えていく，とても大きな取り組みとなった。

　私たちSCは，個々に関わっていても，後々は学校や地域に返してやっていけるような関わりも大切であると，岩手に来てさらに感じるようになっている。個のなかだけなく，集団のなかでできる，集団のなかでしかできないケアもあり，人が元来持っている，自分で回復していくエネルギーを引き出すための取り組みだったのではないかと考える。

【文献】

Worden, J. W. (2008) *Grief counseling and grief therapy: A handbook for the mental health practioner. 4th ed.* Springer.（山本力監訳〈2011〉悲嘆カウンセリング——臨床実践ハンドブック．誠信書房）

第8章 被災地の子どもたちによる創作歌と語り継ぐ震災特別授業

― 坂下大輔(宮古小学校教諭)・千葉佳史(IBC ディレクター)・
荒川茉莉亜(宮古高校)・金濱智紗都(宮古高校)・冨永良喜 ―

　山田町立船越小学校は 13m の高台に校舎があり，津波の避難場所に指定されていた。3 月 11 日，強い地震の後，校庭に児童・教職員は避難した。相次ぐ余震で泣く児童を教職員がなだめていた。校務員の田代修三さんは，何度も海を見に防潮堤に行った。4 回目に行ったとき，大槌の海が 3 m ほど盛り上がったのを見て大津波が来ることを確信し，佐々木道雄校長に「笑われてもいいから，もっと上に」と進言。校長はすぐに山に避難することを決断。その数分後，津波は校舎 1 階を破壊した。あと 5 分遅かったら，148 名の児童・教職員の命がなかったかもしれなかった。

　その後，陸中海岸青年の家で学校が再開された。6 年生の担任の坂下大輔先生は，9 月に「歌を作ろう」と児童たちに提案し，『明日へ』の作詞が完成した。プロの作曲家である宮野幸子さんが作曲した。IBC 岩手放送の千葉佳史ディレクターは，児童がカメラマンとなり，地域の人や友だちを取材して番組を作ることを提案してきた。

　そして，2017 年 2 月に，当時 6 年生であった荒川茉莉亜さんと金濱智紗都さんが，船越小学校 6 年生に，「震災を語り継ぐ特別授業」を坂下大輔先生とともに行った。2017 年 3 月 11 日に，IBC 岩手放送は，震災特別授業を軸にしたドキュメンタリー番組を放映した。

　本章では，震災から半年後に歌作りを提案した坂下先生と，震災から 6 年後に特別授業を企画した千葉ディレクターへのインタビュー，荒川さん・金濱さんの特別授業での原稿と，『明日へ』の歌詞を掲載し，被災体験の表現活動の意義を考察する。

第 1 節　坂下大輔先生へのインタビュー

(以下，敬称は略させていただく)

冨永：歌を作ろうと提案されたのは2学期ですか？

坂下：2学期ですね。

冨永：1学期末に，ぽつぽつ震災のことが連絡帳などで出てきた，とおっしゃっていた記憶があるのですが？

坂下：覚えてないですね。1学期は，震災については私のほうからはまったく触れてないですね。もしかしたら，子どもたちが書いているもののなかで，ポツポツ出てきたのかもしれないですが。子どもたちを見ていて，震災について話題にしていることはなかったですね。心とからだの健康観察は2学期ですか？

冨永：はい，9月，10月ですね。ただ，6週間のスクールカウンセラー派遣事業が5月9日からあって，そこで，睡眠・イライラ・食欲などの5項目の健康アンケートと，リラックス法などを実施しましたね。

坂下：もしかしたら，そういうなかで，少しずつ出ていったのかな？　こちらも触れようとしない，子どもたちも言わない。あんな経験をしたのに，誰も思いを出さないというのは，異常な状況だと思ったのですね。同じ集団が同じ経験をしていても，誰も何も，それについて思いを出さないというのは異常だと。どう表現させたらいいのか，(震災体験を)聴くということは，傷を広げる，傷を深くするということは考えられることですよね。それを，全部知っている人間があえて聞くなんて。それで葛藤があったのですね。

冨永：2学期，海のテーマで活動を始められたのでしたっけ？

坂下：スクールカウンセラーさんが提案されたのは，『未来の山田の街を描こう』と。4年生では，そういう活動をしていたのです。やってみて，はじめは楽しくやっていても，海を描く子が出てきて，一人泣き出すと，次々に泣き出して。6年生はできないと思ったのです。ですから，6年生は海についての学習とかはしていないです。

冨永：あー，そうだったのですね。そういう状況のなかで歌作りを提案され

たのは？

坂下：6年生は小学校の最後の学年ですよね。小学校最後の行事，集大成の活動の達成感を持たせて終わりたい，それが通常の小学校の区切り。それがまったくできないかもと心配だった。「なにかやったぞ」と，「残したぞ」というものを作らせてあげたい。第二に，まったく震災についての思いを共有していない，それをなんとかして歌作りをきっかけとしてやりたい，というのはありましたね。1学期の終わりに同僚の先生から「歌を作っては」と。4年生のとき担任だった先生からの提案で。その先生は（音楽家の知り合いがいるから）「できなくはないよ」って。

冨永：その先生の提案もあって，全然触れてない，共有してない，それをなんとかしたいと。

坂下：海の絵という直接的な活動より，6年生は表現する力があるし，今どう思っているか，言葉でいいのではないかと思いました。

冨永：その迷いがあるなかで，私に「歌作りはどうでしょうか？」と尋ねられて，「それはやったほうがいいですよ」とお伝えしましたよね。

坂下：はい。「こういう取り組みをしようと思っているのです」と，冨永先生が船越小学校に来られたとき，ご相談しました。すごく良い活動だと，その意義を教えてくださった。であれば，やってもいいかなと。不安をサポートしてくれるというので，安心して取り組めました。

冨永：実際，子どもたちに提案されたのは？

坂下：2学期に入ってすぐ提案しました。

冨永：具体的には，どのように子どもたちに提案されました？

坂下：「今まで震災の経験をしたのだけど，みんな（思いを）出してないよね。先生も知りたいし，仲間がどういう思いかを知っておいたほうがいいのでは？」とまず言って。「みんながいろんなものを失った震災だけど。何か作るという活動をやって小学生を終えたら，未来に進めるのでは？」と。それで「歌を作らないか？」と提案しました。2学期途中まで，同じ施設の中に大槌小さんがいて，違う場所で同じ体験をした。「被災したみなさんを応援したい。それで歌はどうか？」と。みんなは被災した人を応援したい，その気持ちが強かったように思います。

冨永：あー，それで。荒川さんの「自分たちにもできることがある」と言わ

れていたことですね。なるほど,「被災した人を応援したい」。どんな反応でしたか？

坂下：実現不可能じゃないか，という反応でした。「えーっ」ていう。NHKが急に取材に入ってきて,「1 時間目,マスコミが入るのですか？」と言ったのですが，校長先生は伝えることは大切だからと。それで,子どもたちも少し緊張した雰囲気のなかでしたね。それで,先ほど言ったように提案したのです。それで,「どういうものを見たの？」と問いかけたのです。全員同じ体験をしているはずだけど,子どもたちからどんどん発言があって。そのとき,初めて私も聞いたことが。子どもたちの目からは,そんなふうに見えたのだと。

冨永：その場面,NHK で報道されましたよね。

坂下：されました。「あのとき,波がこうで」というのは報道されました。

冨永：家族を亡くしたお子さんはどうでした？

坂下：智紗都さんは休んでいたかもしれません。家族を亡くした子は,意外と語っていたと思います。私もどういう反応が出るか,怖い思いをしていましたから。賭けだったのですが,まずみんなで会話しているぶんはいいのです。悪いほうには行かないと思いました。全員で同じ経験をしているというのが大きくて。もちろん,被災の経験はそれぞれ違うのですが。自発的に話していくと。みんなで同じ場にいたのだから,語ってもいいのだと。

冨永：それからどんなふうに？

坂下：それぞれが何を見たのか，時系列で書き出して，模造紙 3 枚分くらいになって。どういう思いだったかと共通理解して，歌を聴く人にどういうメッセージを伝えたいか，それを集めて。どれを使いたいかと次に作文させて，字数を意識させて，パズルのように組み立てていって，詩の形になった。「どういう題名にする？」と子どもたちに考えさせて。一番多かったのが『明日へ』でした。

冨永：キーワードを子どもたちが選んでいくんですか？

坂下：きれいな歌じゃダメで。今の苦しさ，でも苦しさだけじゃだめで，聴いた人が勇気をもらえるような歌で，それで絞っていった。

冨永：先生と子どもたちが，あれがいいとか，これがいいとか，絞っていっ

た。どれくらいの期間でできました？
坂下：制作は早かったと思います。秋の運動会の頃に詩は完成したのです。10月11月くらいでできた。1カ月半ですね。
冨永：リーダーを決めたのですか？
坂下：詩を作ったときは，リーダーはいないですね。歌ができて，みんなと共有しないといけない，歌の指導もしないといけない。全体のリーダーはいなかったのですが，積極的に意見を言ってみんなを引っ張っていったのは，智紗都さんでした。それも意外でした。普通の生活を送るのが大変で，学校に来てくれたらいいなと思っていて，そのなかで，彼女が強く立ち向かっていることが印象的でした。
冨永：目的がクリアだったからですかね？
坂下：被災している子ほど，「ストレスがない」と書いている時期でしたけど。
冨永：プロの作曲家に依頼して，曲が完成したのは？
坂下：1月です。卒業式で歌いたい。自分たちが関わったかたを呼んで，聴かせたい。
冨永：2012年3.11の日の，NHKの昼の時間に流れましたね。
坂下：この取り組みをNHKは密着していたので……。
冨永：今年2月に，今の6年生に当時の6年生が思いを伝えるという企画は，千葉ディレクターの企画ですか？
坂下：今の高校生は何を考えているのかなって。ぜひ，千葉さんと作れればと。あの子たちの思いを聴ける機会はないですよね。そういう機会をもらえたことは幸せでした。彼らの声を聞いて，この子たちはまっすぐに生きているって。良かったと思った。今回の番組は，自分が一番伝えたかったことでした。智紗都さんの生きている強さを，被災地だけに限らず知ってもらったことは，すごくメッセージになったと。
　周りの反響が大きく，勇気をもらえたと，感動する番組だったと。伝わったんだなと。あの子たちに挑戦をさせた。彼女たちが今，現実と震災と半々なのだと。今後も半々のままで生きていく。チャレンジすることで，生き生きとしていたと。良い機会を提供できたと思っています。
冨永：ありがとうございました。

第2節　千葉ディレクターへのインタビュー

(以下，敬称は略させていただく)

冨永：東日本大震災後の取材を通して，どんなことを，どんなふうに伝えたいと思われましたか？

千葉：現実そのものを伝えたい。相手が伝えたいことを汲み取って伝える。被災地の取材で嫌がられるのは，「あなたがたがストーリーを作って，それは私が伝えたかったのではない」。それが時間を追うごとに強くなっていった。私は「高齢者と子どもたちの声を届けたい」と思ったんです。子どもたちは情報弱者なんです。誰が子どもたちの声を届けるか。

冨永：自分が何を伝えたいかではなく，子どもたちが伝えたいことを伝えたい。

千葉：いろんなマスコミが入ってきて。取材する側が，悲しい物語を作りたい，希望の物語を作りたい，それが多かったのです。それはお叱りを受けて。そうじゃないものを作りたいと。

冨永：それを思うに至ったのは，東日本大震災以前からですか？

千葉：以前からあったと思うのですが，震災から特に強くなりましたね。震災は加害者がいるわけではないので，いろんな気持ちの矛先がどこに向かっているんだろうと。記録して残していくことが大切だと。

冨永：子どもたちがインタビューして，ドキュメンタリー番組を作っていかれましたよね？

千葉：ずっと取材を断られていて，マスコミは信用できないというのもあって。2014年3月に新校舎が完成する予定だったので，2013年の間借り校舎（陸中青年の家）から記録したいと申し出たのです。校長は，「マスコミが入ってくるのは子どもたちが落ち着いて勉強できないので」と，はじめは断られたのですが，「子どもたちがカメラを回し，私たちは外からそれを撮るというのはどうでしょう？」と提案したら，「それならいいでしょう」ということで。半年間，6年生を中心に取材をさせていただきました。それが，今回の震災特別授業の企画につながりました。

冨永：子どもが主役で，子どもがカメラを持って，という方法ですよね？

千葉：関係性が重要なので。心を開けるのは，友だちだったり，上級生だったりですから。普段見たことのない映像を撮ることができました。

冨永：子どもたちがカメラを持って，友だちや地域の人を撮る。

千葉：『明日へ』の活動と同じで，彼らも作りたかったのだと。熱心に取り組んでいただきました。

冨永：地域の人をインタビューするなか，一人の児童が，思いが溢れて涙を流して，その子を先生たちがヨシヨシされていましたよね？

千葉：あれは2年後ですね。新校舎に移って。あのときは，ある児童が地域の人を取材していて，思わず涙が流れて。

冨永：涙が流れて，先生たちがヨシヨシなだめて。とても自然な映像だったと思うのですよね。

千葉：そうですね。ある期間密着させていただいて，私たちに対しても警戒心がなくなって。

冨永：子どもたちが伝えたいことを伝えたい。多くのメディアはストーリーを持ち込んでくるので，本当に伝えたいことではなかったと。一言でいうとそうなのだと思うんですが，取材に入っていくときに大切にしていることは？

千葉：心がけたことは，こちらがほしいコメントではなく，本音を，気持ちをうかがいたいと。子どもには，「カメラはナイフと同じだよ。人を傷つけてしまうことがあるよ。諸刃の剣だ」と。

冨永：カメラを持つ子どもたちに，そういうお話をしてあげたのですね？

千葉：そうです。子どもたちは取材活動のなかで，気づいていったのではと思います。

冨永：取材する人の思いもあるじゃないですか？　仮説を持たないというのは，むつかしいのではないですか？

千葉：初めてご遺族を取材するときは，カメラを持っていかないようにしています。事前にお会いして取材意図を伝えて，「私が伝えたいことはこういったことですが，どうでしょうね？」と。そこで「違う」という答えが返ってくるときは，そうなのだと気づいて。「これ以上踏み込まれてダメなところを教えてください」と，約束事を何点か決めてから取材に入るようにしています。

冨永：そういうことを丹念にされてこられたのですね？

千葉：安心感がないと取材というのはむつかしいですから。

冨永：子どもたちの伝えたいこと，ドキュメンタリーの最後に千葉さんが語っておられたことを，お話しいただけませんか？

千葉：2014 年，間借り校舎を出ていくとき，一人ひとりの子どもにアナウンサーが聞いていったのですが，津波の映像を DVD に入れたほうがいいかを子どもたちに聞き，私のなかでは，一人でも嫌な子がいれば津波の映像は使わないと決めていて。結局 3, 4 人，やっぱり嫌だと。そのなかの一人が，「私たちの学校生活の思い出を，震災一色にしないでください。今まで言えなかったけど，楽しいこともいっぱいあった」と。マスコミの人たちは，つらいでしょう，悲しいでしょうという物語でしょうが，子どもたちには先生との楽しい思い出もあったし，たぶん，それが根っこにあるから，大変な状況をがんばってこられたのだろうなと。そういった小さな声も残していきたいなと。

　震災から 6 年数カ月経ちますけど，津波の映像を使ったことがないのですね。当時の子から，「今ならいいかな」ということが返ってきたときに，それは使っていいときかなと。

　どうしてかというと，マスコミは，マスですから，小さい声のほうには軸足を置きづらいですよね。世の中には津波の映像を見たくないという人もいて，誰がその人たちの立場になって報道するかと。一人ぐらい，小さな声の立場の人に立って，津波の映像を使わないというのもいいかなと。

冨永：最後に，取材を通して，強く思っていることは？

千葉：家族を亡くされた人に取材で接するときも，被災したとか，ご遺族とかではなく，まずは，「○○さん」というその人自身を認める。趣味を聞きますし，好きな音楽も聞きます。そこからがスタートだと。

冨永：なるほど。全体としてのその人を知ろうとして，関わっていこうということですね。ディレクターはそういう考えだけど，上司はそういう意向ではない，ということはないですか？

千葉：私は腹が決まっていて。最終的に放送して傷が深くなったとしたら，なんのために放送しているのかわからなくなるので，そこはがんばらないと，取材を受けてくださったかたに申し訳ないですから。

冨永：千葉さんのお話は，実は，トラウマを体験して人が生活を取り戻していく，そのプロセスそのものです。人から与えられた物語ではなく，自分が物語を作っていく。そのときに，安心できる人との関係性が最も大切で，そして，つらい状況のなかでも，楽しいことや充実感が持てることを見いだしていく。その結果，トラウマの体験を自分の物語として再構成していく。そこに未来と希望が生まれてくると。お話をお聴きしながらそう思いました。ありがとうございました。

第3節　語り継ぐ震災特別授業

●荒川茉莉亜さん●

　船越小学校の卒業生で，今宮古高校2年生の荒川茉莉亜です。
　6年生になった皆さんと久しぶりに会ってみて，まだ1年生だった当時よりも，遥かに成長し，大きく，そしてたくましくなっていて本当に嬉しい気持ちでいます。
　今日は私たちの歌詞に込めた思いを話したいと思います。
　6年前のあの日，私たちは小学校5年生でした。
　震災の時，田代先生の的確な判断があって裏山に避難し，全員無事でした。
　でも，大好きだった校舎は使えなくなってしまいました。
　その時は，当たり前の日常が一瞬で消え去ってしまう怖さと，さっきまで確かにあったはずだった，明るい声に満ち溢れた校舎，それが消えてしまった現実に悲しい思いがありました。
　青少年の家を間借りしての学校生活が始まりました。
　そこでの経験や壁はさまざまでした。水や電気が十分に使えないなか，水を汲みに行く人もいました。
　また，歌を作り終えて，全校へ伝えに行く時にも，どうすれば良いのかと

大変でした。でも，そんななかで，震災後に何か出来ることはないかと頑張る大人の人たちがいました。家族や地域の人たち，そして先生方，子どもだった私たちは何も出来ないとモヤモヤしていました。

そんな時に歌づくりがスタートしました。

自分たちも人の役に立つことができるかもしれない。

ガレキだらけの故郷で何か新しい目標を見つけた気持ちでした。

歌詞づくりは大変でした。歌詞を作ることは震災と向き合うことだったからです。

「前へ」や「一歩」「前進」など明るい言葉を入れたいと思う一方。それだけが本当ではないと思いました。辛かったこと，悲しかったこと，当時の正直な気持ちも残しておきたいと思いました。

やっとのことで歌が出来上がりました。小学生にしてはと思う人やしみじみと聞く人もいて，皆で力を合わせて意味のある物を残せたと思いました。

震災を通して私たちは，形ある物はいつかなくなることを学びました。ても歌はなくなりません。

歌い継がれる限り，歌詞に込めた思いが忘れられることはありません。歌詞は私たちの分身です。

歌は私たち，そして船小の宝物です。私たちはこの震災を経験した人にもしてない人にも聞いて欲しいし，震災の教訓を後世へ伝え風化を防いで欲しい，今もなお，前を向けず立ち止まっている人の第一歩を手助けできるような思いを込めてほしいと強く感じています。

● 金濱智紗都さん ●

船越小学校の卒業生で，今，宮古高校2年生の金濱智紗都です。

新しい校舎を見て，とても広くて温かみがあって良いなと思いました。

今日は皆さんに私たち卒業生，そして私自身の思いを伝えたいと思います。

私は3月11日の津波で家族を失いました。姉，2番目の兄，そして祖母。

今は母，1番目の兄と3人で暮らしています。私だけではありません。震

災で大切な誰かを亡くした人はたくさんいます。

　私はこの６年間「なぜ」を繰り返してきました。

「なぜ私が生き残り，家族はいなくなってしまったのか」

　考えれば考えるほど気持ちは落ち込んでいきましたが，家族や親友が何度も支えてくれました。

　この経験を通して"支え"の大切さを痛感しました。

　私の"支え"の中には，「明日へ」の歌も入っています。

　私は卒業してからも「明日へ」をよく聴いています。

　気持ちが落ち込んでいる時はとてもはげまされますし，それ以外のどんな時に聴いても心が安らぎます。「明日へ」を好きだと思うのとともに"支え"になっていると改めて感じます。

　震災から間もなく６年。「明日へ」の歌詞にはあの時言葉にできなかった思いが込められています。辛かった思いも悲しかった記憶も，前へ進もうという気持ちも明日への希望も，全てがこもっています。

　どうかその思いを繋いでほしい，この歌を，あの日があったということを心に，自分たちは希望に向かっているという思いで歌い継いでほしいです。

　私たちは震災を通して「明日が必ず訪れるわけではない」ことを知りました。私はあの日を境に「大切な誰かがいる今日」の有り難さを胸に刻みました。

　心の中で何度も繰り返す「なぜ」に答えはありません。でもきっと「願い」はあります。「なぜ」は過去にあります。「願い」は未来にあります。

　そして私たちはかけがえのない「日常」という「いま」を生きています。

　皆さんはこれからいろいろな壁にぶつかると思います。苦しくてどうしようもない時もあるかもしれません。「頑張れ」とは言いません。どうか生きて下さい。

　生きていなければ，笑うことも怒ることも悲しむこともできません。大切な人と話をして共に居ることもできません。命がなければ何もできません。生きているから色々なことができます。生きていれば，きっといいことがあると思います。

　命というものを大切にして，そして自分の道へ進んで下さい。

　私は「明日へ」を作る機会をくださった坂下先生に，とても感謝していま

す。
　「明日へ」に関して取り組んできた今までのことは，とても大切な思い出となりました。自分もまだ，これから先悩むことはあると思いますが，今までやってきたことを支えとして，明日へ進んでいきます。

第4節　創作歌——「明日へ」

明日へ

作詞　平成23年度岩手県山田町立船越小学校6年生
作曲　宮野幸子

　　　悲しみが　心細さが　あふれた
　　　あの日の記憶とともに　あふれた
　　　いつも考える　未来のこと
　　　いくつも思い出握りしめ
　　　明日を生きよう　そう叫んだ
　　　一歩を進めば　新しい夢に　会えるね
　　　きっと　きっと
　　　きっと　きっと　夢は叶うよ
　　　うつむいてちゃ　何も変わらない
　　　顔を上げて　ほらふみ出そうよ
　　　きっと　きっと
　　　きっと　きっと
　　　進んで行ける
　　　明日を信じて　未来を切り開くんだ

太陽が　安心感が　照らした
前進という言葉が　照らした
いつも感じてる　友の思い
乗り越えられる　君となら
友と歩こう　そう誓った
一歩を歩めば　温かい時に会えるね
ずっと　ずっと
ずっと　ずっと　支えているよ
さあ一緒に　立ち止まらないで
手をつないで　ほら　歩んで行こう
ずっと　ずっと
ずっと　ずっと　心は一つ
明日もぼくらは　ひとりぼっちじゃないんだ

もっと　もっと
もっと　もっと　みんなの笑顔
ぼくの町に　あふれるといいな
希望乗せて　明日をつないで
もっと　もっと
もっと　もっと　輝く未来
明日は今日より　輝いてるはずなんだ
輝いてるはずなんだ

第5節　考察

　2017年3月11日にIBC岩手放送で放映された，「震災を語り継ぐ特別授業」を，宮古で活動を続けているスクールカウンセラーの宮下啓子さんから見せてもらった。これは，全国に届けたい取り組みだと思った。一つは，震災後，被災に伴う体験の表現をクラスワイドでするむつかしさと意義が詰まっていること，もう一つは，語り継ぐことの意義である。

これは「あのときのこと，半年をふり返って，記憶していること，感じたこと，思ったことを書きましょう」という働きかけではない。この創作歌の活動には，はっきりとした目的があった。坂下先生は「みんなの思いを分かち合い，一つの作品を作ろう」と提案した。そして荒川さんは，「自分たちも人の役に立つことができるかもしれない」と思った。子どもは非力で弱い存在ではなく，人の役に立つことができる主体的な存在である。子どもたちの，自らの意欲がわき出るような設定だった。
　当時をふり返り，荒川さんは番組で，「震災のことは触れてはいけないという暗黙のルールがありました」と語っていた。震災のことに触れないことは，家族を亡くした友だちへの気遣いでもあった。一方，触れないこと，話さないことで，思いや記憶は封印されていく。その封印された記憶のなかにさまざまな感情が埋め込まれて，思いもかけない心身の不調が出てくる。だから，できるだけ，つらすぎずに，少しずつ向き合い，体験を分かち合う。そのことが，心の健康にもプラスになる。しかし，そのことを私は確信していたが，世界の心理支援，特に教室での取り組みのモデルにはなかった。
　坂下先生の歌を作ろうという提案に，金濱さんは番組のなかで，「自分の思いを歌にぶつけて，気持ちを整理するチャンスかなと思った」と語っていた。この一言は，これからわが国で大災害が起きて，子どもたちをどう支援していいかわからない教師やカウンセラーに，貴重な助言になると思った。
　心の回復には，トラウマ体験のエクスポージャーが必要で，何回も語るうちに慣れてきて恐怖が下がるというのが，トラウマ回復の理論として据えられている。しかし，落ち着いて語れるようになることは，結果であって目的ではない。目的は，語ることに意義があること，その意義は，「人の役に立ちたい」「心を整理したい」「次の大災害のときに命をつないでほしい」。その意義が，語りがたい体験を言葉にしていくのだと，この取り組みを通して私たちは学ぶことができた。
　震災特別授業を企画された千葉ディレクターへのインタビューから，災害報道の基本姿勢が伝わってきた。「私たちの学校生活の思い出を震災一色にしないでください」との児童の言葉を尊重する。「相手が伝えたいことを汲み取って伝える」という姿勢は，相手のすべてを知ろうとするプロセスから生まれる。

この企画を聞いたとき，中学生や高校生が，小学生や幼稚園児に語り継ぐことを，教育の場として提供できないかと思った。

　先月，宮古を訪問したとき，田老第一中学 3 年生が三つの班に分かれて，一つの班は幼稚園児に震災の紙芝居を作り語り継ぐ活動を，一つの班は地域の経済が活性化するように，地域の社長さんに集まってもらって新しい商品開発を，もう一つの班は地域が笑顔になれる取り組みをしてきたと，校長先生から教えてもらった。

　地域の人に役に立つ，地域の後輩に役に立つ，そのような目的が明確な活動を通して，自分の体験を表現していくことが，自らの回復と成長につながる。このことを本章で語っていただいた 4 名のみなさんに，心より感謝の気持ちをこめて考察の結びとしたい。

【文献】
IBC 岩手放送（2017）じゃじゃじゃ TV　震災から 6 年　明日への願い（3 月 11 日放送）

第9章 被災地での防災教育と心のサポート

— 定池祐季 —

　日本の防災教育は，阪神・淡路大震災（1995年）後にその必要性の認識が高まり，東日本大震災の発災以降，全国的なブームとなった。その後，年を経るごとに一時的な熱が落ち着いた地域，ブームから文化へと成熟させるべく奮闘している地域に大別される。

　このブームの背景には，日常の防災教育が功を奏し，津波避難に成功したといわれる，「釜石の奇跡」と呼ばれた出来事が知られたことなどが挙げられる。この釜石市をはじめ，東日本大震災の津波を経験した被災地，特に東北地方太平洋沿岸部では，来るべき災害に備える「未災地」と同じような防災教育の取り組みができるとは限らない。特に，被害の大きかった被災地で防災教育を実施するには，対象者の災害経験を踏まえたアプローチが必要とされる。たとえば，阪神・淡路大震災の最大の被災地である神戸市では，「幸せ運ぼう」という教材を作成し，発災からの時間経過に伴って改訂し，震災体験を踏まえた「震災教育」を展開している。

　本章では，東日本大震災の被災地における防災教育について，他の災害を経験した者が被災地を訪問し，臨床心理の専門家と共に実施する，心のサポートと合わせた実践を中心に取り上げる。

第1節　東日本大震災後の「経験者」ニーズ

1．「奥尻の子ども」の経験

　筆者は，北海道南西沖地震（1993年）の最大の被災地である奥尻島に居住歴があり，その地で災害を経験したことが原体験となり，災害研究を志した。東日本大震災の発災後は，被災地の行政や住民，被災地内外の支援者などに対し，自身の経験や研究成果を元に，北海道南西沖地震からの奥尻島の復興プロセスや，被災した子どもたちのライフコースに関する情報提供を行ってきた。国内の津波被災地で，子どものときに災害経験をした「語り部」はごく少ないうえに，研究者となった者はさらに少なく，奥尻島関係者では筆者のみである。そのため，被災した子どもや学校関係者に話してほしいという依頼は，たびたび寄せられている。

2．岩手県野田村の訪問

　そのようななか，2013年3月，岩手県野田村で継続的な支援活動を行っている「チーム北リアス」の招きで野田村を訪問し，セミナーのなかで奥尻島の復興プロセスに関する話をした。その際に学校関係者と知り合ったことがきっかけとなり，同年6月に，野田村村立野田中学校に招かれた。災害経験がどのように進路選択に反映されたのか，災害経験をどのように受け止めてきたのかを話してほしいという要望を受け，全校集会の「キャリア講演会」で話をした。その後，同校の教員が理科の授業の中で防災教育を実施する際の内容検討，資料提供などの協力を行い，授業当日もゲストスピーカーとして訪問した。
　これらの，野田中学校の訪問を耳にした冨永教授からお声がけがあり，その後「防災教育と心のサポート」に共に携わる機会をいただいている。次節以降では，他の被災地の中学校の授業実践の一部と，小学校での保護者研修会での実践について紹介する。

第2節　被災地の中学生へ語り継ぐ

1．A中学校での取り組み

　この取り組みは，津波被災地で甚大な被害を経験した地域の中学校にて，2015年1月20日，11時50分〜12時40分（50分授業）のなかで実施した。受講者は中学校1年生45名で，訪問者は冨永良喜（兵庫教育大教授・当時），植松秋（いわき明星大学カウンセラー・当時），定池祐季（東京大学特任助教・当時）の3名であった。
　授業の内容は次のとおりである。

　　①リラクゼーションと将来の仕事へのイメージ（冨永）
　　②ストレスチェック8項目を実施
　　③定池・植松について書かれた新聞記事を配布し，本人による体験紹介
　　④班ごとに③の感想を話し合い，発表
　　⑤植松・定池への感想，授業への感想に関するアンケート記述

　③では，北海道南西沖地震を中学生のときに体験した定池と，阪神・淡路大震災を体験した植松による自己開示を行い，④と⑤でその感想を求めた。
　定池は，災害の経験，転校後に「奥尻さん」と呼ばれた話，学生時代に体調を崩しながら北海道南西沖地震に関する論文をまとめたことなどを話した。植松は，家族の死，学校生活，PTSDの発症と治療，カウンセラーに至る道のりなどについて話した。

2．生徒の感想から

　前項の⑤では，両者への生徒の感想と授業の感想について，それぞれ記述内の単語間の関連性を調べるため，フリーのテキスト分析ソフトであるKH Coder（樋口，2014）を使用して共起ネットワーク分析を行った。まず，自

表9-1　授業への感想内の頻出語句（各上位5位以内）

設問／出現回数順	定池への感想	植松への感想	全体の感想
1	思う（37回）	思う（31回）	思う（37回）
2	すごい（23回）	すごい（21回）	人（20回）
3	研究（15回）	克服（11回）	つらい（18回）
4	つらい（9回）	つらい（9回）	震災（13回）
5	一度（8回）	震災（9回）	自分（11回）

由回答欄内の頻出語句を調べた。2名の話者それぞれへの感想についてと，全体の感想についての頻出語句を，表9-1に示す。

話者への感想では共に，「思う」「すごい」「つらい」が頻出しており，つらい体験を乗り越えていった姿に感動したとする記載が目立った。それ以外の語については，それぞれの話の内容に関連するものが見られた。また，全体の感想では，「思う」が37回であるのに対し，「すごい」は5回と少なく，他の語のほうが頻出している。これは，「すごい」は話者に対しての感想であり，全体の感想ではさらに発展的な回答が見られたことが関係していると考えられる。

次に，それぞれの設問への感想における語句のつながりを調べ，図9-1，図9-2，図9-3に示した。なお，定池・植松への感想は3語以上，全体の感想については4語以上出現する語句を対象とした。円の大きさは単語の出現回数の多さ，線の太さは共起関係の強さ，同じ色が一つのまとまりを示している。

定池への感想については，図9-1で示すとおり，一度就職した後に大学院に進学して奥尻島に通い始めたこと（「もう一度」-「奥尻」），研究の途中で体調を崩したこと（「体」-「壊す」，「体調」-「不良」）が印象に残り，共感，思いやりの気持ちを持ったこともうかがえた（「すごい」-「つらい」-「思い」）。なお，「すごい」という言葉は，災害経験をして研究の道に進んだことについてだけではなく，災害後の経験のつらさについても使用されていた。

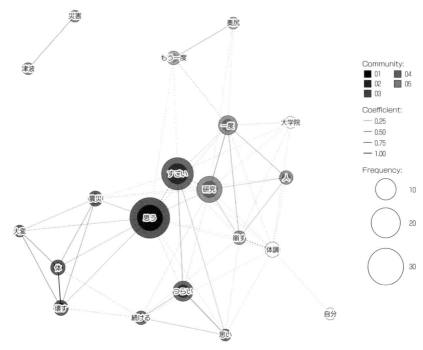

図9-1　定池の話への感想（自由記述）の共起ネットワーク

　図9-2で示す植松への感想については，自身のつらい経験を乗り越えたことへの感動（「亡くす」-「つらい」-「体験」-「乗り越える」，「人」-「チャレンジ」-「向き合う」-「分かる」）と，その克服過程が印象的であったことがうかがえた（「サイレン」-「聞く」-「嫌」-「克服」）。なお，サイレンに関しては，実際に苦痛を感じる生徒がおり，克服方法がわかってよかったという記述も見られた。

　全体の感想については，図9-3で示すように，ゲストスピーカー2名の名前（「ゆきさん」「みのりさん」）や，「先生」-「夢」-「すごい」-「心」などのまとまりから，2名の話が生徒の印象に残るものとなったことがわかった。そして，2名の話から災害でつらい経験をしても，少しずつでも克服していける，そのためにチャレンジすることができるということを，生徒自身が「自分ごと」として受けとめている様子もうかがえた（「災害」-「体

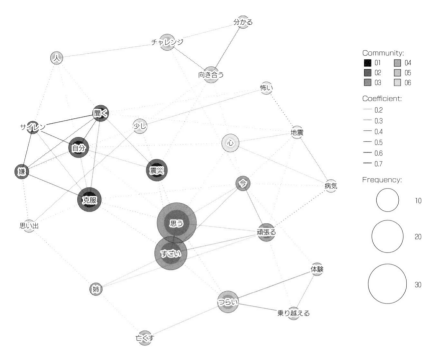

図9-2　植松さんへの話への感想（自由記述）の共起ネットワーク

験」,「震災」-「経験」-「自分」-「わかる」,「克服」-「少し」-「知る」-「大切」-「チャレンジ」)。

3．授業を終えて

　これらの感想を受けて，後日，生徒にお手紙を返した。植松は，「私は姉のお墓参りに初めていったとき，心の底から泣きました。やっと悲しめるようになったと思いました。その涙は私をいやしてくれる涙でした」と記した。定池は，「同じ災害でも，同じ町に住んでいても，一人ひとり経験も違えば，感じ方も違います。私は偶然父の仕事の関係で奥尻島に住んでいて，偶然災害に遭遇しました。家は無事だったし，家族も無事だったけれど，すっかり変わってしまった町の様子にショックを受けたりしたことが，研究

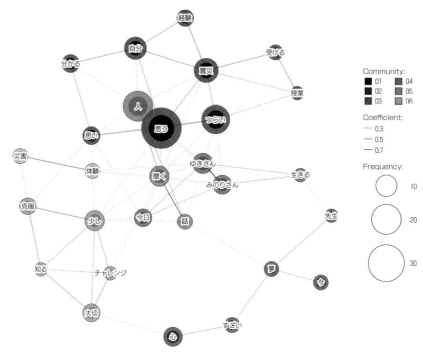

図9-3 授業全体の感想（自由記述）の共起ネットワーク

者を目指した大きなきっかけとなっています」と記した。

　かつて災害を経験した者が被災地を訪問し，生徒に話をすることは，生徒自身が互いの共通点を見出したり共感したりしたうえで，心のケアの大切さに気づいたり，災害の経験と共に生きることについて思いをはせる機会を提供することができる。生徒自身の体験を直接問うことはしないため，苦痛度も抑えられ，生徒自身には授業の感想のみを触れてもよいし，自身の災害経験と関連づけて話す選択の自由が与えられる。今後の被災地における心のサポート活動の一環として，このような活動の広がりが望まれる。

第3節　被災地の保護者への防災教育と心のケア研修会

1．B小学校での取り組み

　この取り組みは，津波被災地で甚大な被害を経験した地域の小学校にて，2015年11月27日，午後2時～3時に実施した。この小学校では同日，授業参観のなかで防災授業が実施されており，その後に研修会が実施された。受講者は保護者60名で，訪問者は冨永と定池の2名であった。

　研修内容は各25分で，定池が防災教育，冨永が心のケアについて，パワーポイントを使用して話をした。定池は自身の災害経験に触れたうえで，北海道のある幼稚園では，毎週の避難訓練を通して，園児の着替えが早くなり，体力が向上し，転んだ子を助けるようになったという，訓練による副次的な効果が見られた例を紹介した。冨永は，回避はトラウマ反応であるとともに，回避が強いと安全な刺激や活動に触れることが少なくなり，結果として再体験反応を減衰していく機会を失うおそれがあることを説明した。

2．保護者アンケートから

　この研修の後，アンケートを配布した。被災の程度，性別，年齢に加え，防災教育と心のケアに関する七つの質問に対して，4件法で回答を求めた。60名中25名（男性2名，女性23名）から回答を得た（表9-2）。

　回答者の年齢と被災状況を表9-3に示した。回答者のうち全半壊が56％にのぼり，仕事場を含めると85％がなんらかの被災を経験していた。防災教育と心のケアアンケートで，「はじめてわかった」と回答した者が多かった項目は，項目6「日頃の防災・減災活動，が災害時だけでなく，生きる力になることがわかった」（52％），項目3「避けているもの・場所には少しずつチャレンジする方がよいことがわかった」（36％），項目2「ストレス障害となる原因と回復する方法がわかった」（32％）の順であった。

　次に，自由記述について，前節と同様にKH Coderを使用して共起ネッ

表9-2　回答者の年齢構成および被災状況

			0 この研修ではわからなかった	1 はじめてわかった	2 すでにわかっていた	3 わかっていたがよりわかった	未記入
1	防災教育に心のサポートを取り入れる意味がわかった	人数	0	4	1	20	0
		%	0	16	4	80	0
2	ストレス障害になる原因と回復の方法がわかった。	人数	1	8	0	15	1
		%	0	32	0	60	4
3	避けていることやもの・場所には少しずつチャレンジする方がよいことがわかった	人数	0	9	2	14	0
		%	0	36	8	56	0
4	つらかった記憶に向き合うときは向き合い，思いを人と分かち合うことが大切だとわかった	人数	0	4	2	18	1
		%	0	16	8	72	4
5	子どもたちに被災後の体験を大人たちが折々に伝え，思いを分かち合うことが大切だとわかった	人数	0	5	2	18	0
		%	0	20	8	72	0
6	日頃の防災・減災活動が，災害時だけでなく，生きる力になることがわかった	人数	0	13	0	12	0
		%	0	52	0	48	0
7	日頃の防災・減災活動が，地域の絆を深め，お互いの思いやりを培うことがわかった	人数	0	7	0	18	0
		%	0	28	0	72	0

表9-3　防災教育と心のケアについて（25名）

年齢	人数	%		1 津波で家が半壊全壊した		2 津波で家族を亡くした		3 津波で職場が打撃を受けた		4 津波被災はなかった	
				人数	%	人数	%	人数	%	人数	%
25－29	1	4	いいえ	11	44	24	96	15	60	21	84
30－34	2	8	はい	14	56	1	4	10	40	4	16
35－39	6	24									
40－44	9	36									
45－49	4	16									
50－54	2	8									
55－59	0	0									
60以上	1	4									

トワーク分析を行った（図9-4）。頻出語は「思う」（14回），子ども・震災・防災（共に8回），生活（7回）と続いた。次に，3回以上出現した語のつながりを求めた。図9-4で示すように，「津波」-「見る」，「家族」-「大事」-「向き合う」，「活動」-「理解」，「話」-「聞く」という語句間のつながりが強く見られた。言葉のつながりのまとまりとしては，「防災」-「学ぶ」-「感じる」-「ストレス」-「知る」-「日ごろ」，「子ども」-「見る」-「津波」-「大切」-「忘れる」-「役立てる」などが見られた。

具体的な記述からは，子どもや保護者自身の気がかりな反応，心のケアの必要性の再認識，回避から少しずつ向き合うようにしたいという意思，平時の防災活動が生きる力につながることの意外さなどへの言及が見られた。

アンケート全体を通して，保護者にとってこの研修会が，防災教育と心のケアについて認識を新たにし，知識・意識をさらに深められる，有効な機会

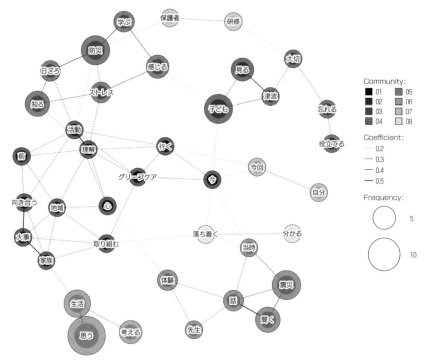

図9-4　自由記述の共起ネットワーク

となったことがうかがえた。

3．保護者への教育機会の意義

　子どもは学校で，ストレスやトラウマ，心のケアについて学ぶ機会がある一方で，大人は組織的に学ぶ機会が乏しい。被災地内でも，地域による防災訓練の意義や意味，子どもが受けている防災教育について，知る機会が十分にあるとはいえない状況である。今回紹介した防災教育と心のケア研修会では，被災地における保護者への防災教育と心のケアに関する有効性が示唆されている。学校での児童・生徒に対する防災教育と心のケアのさらなる充実が求められる一方で，学校と家庭，学校と地域との連携という意味でも，保

護者を対象とした防災教育と心のケアに関する教育機会の拡充も望まれる。

第4節　おわりに

1．防災教育と心のサポートの展開に向けて

　本章では，東日本大震災の被災地における防災教育と心のサポートについて，他の災害を経験した者と臨床心理の専門家との実践例を紹介した。「未災地」と「被災地」では防災教育のアプローチが異なるはずであるにもかかわらず，特に被災地における防災教育について，その方法論が確立されているとはいいがたい状況にある。また，防災教育と心のケア・心のサポートを組み合わせた教育活動は，いまだ取り組みの端緒にある。「未災地」「被災地」それぞれに，学校教育において，防災教育と心のサポートを組み合わせた教育活動の広まりが望まれる状況にある。

　加えて，保護者は子どもよりも組織的に心のケアについて学ぶ機会が少なく，これらの意義や意味，子どもたちが触れている内容を具体的に知る機会の有無は，子どもが通う学校の情報発信に依存してしまう。特に被災地においては，子どもの様子を心配するあまりに，防災教育に触れることへの懸念も生じうる。そのため，保護者自身が防災教育と心のケアへの理解を深める機会を設けることが求められる。そうすることで，保護者が子どもの様子を見ながらリラクゼーションを実践したり，学校と家庭，地域との連携の足がかりになったりする可能性も期待できる。

2．今後の課題

　本章で扱った実践例は，災害発生から4年程度経過した時点でのものである。被災地では，災害発生からの時間経過に伴い，教員，児童・生徒，保護者それぞれにおいて，被災者と未災者の割合に変化が生じていく。今後，「未災地」「被災地」それぞれの防災教育と心のサポート・心のケア活動を充実させていくためには，災害種別や被災地における時間経過などに応じた実

践を積み重ね，方法論を確立させていくことが望まれる。

【文献】
樋口耕一（2014）社会調査のための計量テキスト分析——内容分析の継承と発展を目指して．ナカニシヤ出版
定池祐季（2011）東日本大震災と北海道南西沖地震．人間・環境学会誌，**14**(2)，21-24.
冨永良喜（2014）子どもの心のケアと防災教育．教育と医学，**62**(3)，252-259.

第10章 座談会
——被災体験の表現活動をめぐって

― 小川恵・有園博子・岩井圭司・宮下啓子・
　永田伊津香・浦本真信・定池祐季・冨永良喜 ―

　本座談会は「被災体験の表現活動をめぐって」をテーマとし，兵庫教育大学連合大学院共同プロジェクトに関わってこられたかたがたをお招きして，兵庫教育大学ハーバーランドキャンパスにて2017年8月10日に行われたものである。研究者として，有園博子教授，岩井圭司教授，小川恵教授，定池祐季助教の4名が参加し，実践家として，岩手県沿岸部のスクールカウンセラーの宮下啓子臨床心理士，永田伊津香臨床心理士，浦本真信臨床心理士の3名が参加した。司会は冨永が務めた。災害後の時期に応じた子どもの心理支援の国際調査研究結果や，スクールカウンセラーが執筆した原稿を事前に閲覧いただき，発災から学校再開3カ月後，発災から1年後など，時期を区切って災害遊びやアニバーサリーなどを討議していった。

1．発災から学校再開3カ月後（避難所から仮設住宅に移行する時期まで）

冨永：大きなテーマは，「被災に伴う体験の表現活動をめぐって」ということですけど，時期に応じて少し討議ができればと考えております。まず，発災直後から学校再開3カ月頃まで，避難所から仮設住宅に移っていく頃までを一区切りと考えて。そこでの教育支援，心理支援の在り方について発言いただければと思います。どなたからでも。
　22年前の阪神・淡路大震災のときはディブリーフィングが世界の流れで，なるべく早く被災体験を表現しましょうと。それが，2001年の9.11同時多発テロの後にはノーとなって，今日に至っています。いかがでしょ

うかね?

　この国際調査研究からも，台湾とインドネシア・アチェを除いて，日本・中国・英語圏の専門家からは，この時期に被災体験の表現をうながすことは控えたほうがよい，という結果が出ていますけど（第3章参照）。それに関してコメントいただけますかね。浦本さんから一言ずつ。

浦本：震災から1カ月後に陸前高田の小学校に入ったとき，こちらからうながすことはもちろんしなかったんですけど，子どもたちが「ねぇねぇ，聞いて」や，「結構揺れたんだよ」「あそこに○○があったんだよ」というのは，よく話してくれました。こちらが，「そっか大変だったんだね」と伝えると，「ん～，別に」と言って，ばーって行っちゃうんです。当時，その学校の裏の魚工場が流されていて，とっても臭くて。どうあっても目や耳，すべての五感で震災を感じられる状況でしたので，子どもたちは話したかったのだと思います。でも，「頑張ろう」「元気にやってこう」っていうのがその時期の周囲の大人の姿勢でしたので，聞いてくれる人がいないんだろうなっていうのは，当時から感じてましたね。

冨永：永田さん，どうですか?

永田：私は発災の後，5月に山田町に入りました。山田町は津波の後に火災

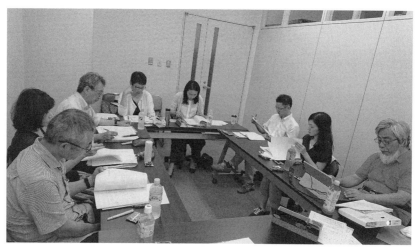

左手前から時計回りに小川恵・有園博子・岩井圭司・宮下啓子・永田伊津香・浦本真信・定池祐季・冨永良喜

があって，かなり燃えたという大きな被害でした。私が入ったときには学校がすごく混乱状態でしたし，それこそ支援の人がたくさん入ったりだとか，支援物資がたくさん来ていて。そういうことでも，学校がすごく負担を感じてるという最中だったので，その時点でこちらから何かをっていうよりも，本当にある意味邪魔にならないように，必要なときに必要なことができるようにいる，という心構えをしていたという感じでした。子どもたちが実際に何かを私に直接話す，っていうことはなかなかで遊んでる子どもたちがいたり，そのなかを通学路で歩いているという子どもたちもいて，嫌でも感じなくてはいけないという，そういうなかで過ごしている状態だったな，というのが記憶にあります。

　子どもだけではなくて，先生方も苦しんでいて。働いていらした先生のほうから，学校のなかで温度差があるということを聞きました。皆大変だから，皆で頑張ろうねっていうけれど，被災状況に差があって。「本当は話をしたいけど，話せない」とお話に来られた先生がいました。子どもたちも，口には出さないけれど，着ているジャージが違って。支援物資のジャージを着ている子どもと，元々のジャージを着ている子どもというふうに，言わなくてもわかる状況にもなっていました。まだ私がその当時入ったときには話せるっていう状態ではなくて，何かができるとか，何かをしようって，こちらからできる状態でもなかったなという印象です。

宮下：緊急支援のとき，私は第1週目に入りました。第1週目と2週目に入る者については，行く前に集まって，県でオリエンテーションがありました。そのときに県からは，「表現については慎重に。阪神・淡路大震災のこともあって，慎重にしてください」とありました。「あえてこちらのほうからは，しないでください」というようなオリエンテーションでした。

　実際に入ってみると，さっき浦本さんが言われたみたいに，先生ご自身が被災されているし，先生自身が扱いたくない触れたくない，という部分ももちろんあっただろうと思います。子どもたちについても，あの混乱のさなかでも，学校でメッセージをいただいたことに対してのお返事をしないといけないと，一生懸命子どもたちがカードを書いたりしているんですが，そのときにある子なんかは，津波のときの体験をばーって書き出して止まらない，というようなことを先生が体験されていたりということもあ

りました。これはやっぱり，自主的な表現っていうことではなくて，非常に過覚醒であったという状況だったのかなと。
冨永：岩井先生はいかがですか？　ほかの先生がたも。

2．ディブリーフィング再考

岩井：「早期のディブリーフィングは良くない」という言われ方がよくされますけど，ちょっと注意が必要です。Mitchell らの言う「惨事ストレス・ディブリーフィング（CISD）」，あるいは，そのとき同じ場所にいた人間を集めて事実の全体像を再構築させようという，強い意図のもとに行うディブリーフィングには効果がない，むしろ有害である，ということなんですよ。ディブリーフィング一般のことではないんですね。それどころか，被災者・被害者が自分の体験を自然と言語化するという「インフォーマル・ディブリーフィング」は，尊重されるべきです。子どもたちの「ねぇねぇ，聞いて」みたいなときまでも，聞かないほうがよいみたいなことになっちゃっても具合悪いので。できるだけ"聴く耳"を持った大人がたくさんいるほうが良いと思います。わざわざ聞きださなくても，「この人なら聞いてくれる」という大人がたくさんいるということは，重要だと思うんです。

冨永：なるほど。有園先生，いかがですか？

有園：はい。ディブリーフィングに関しましては，阪神・淡路大震災があった後に東京で Mitchell を呼んで，東工大の先生方と一緒にレクチャー受けて，ディブリーフィングのワークショップとかも受けてですね。で，そこの感覚からいうと，まだ日本でのとらえ方はかなりずれてるんじゃないかな，と実際思っています。それが，今，岩井先生がおっしゃったことと関連するのかもしれませんが，もともと Mitchell はですね，消防士さんが火災現場にばーっと入って遺体とかも見て，その後の勤務を終えるまでの間に15分間を取って，その実際に入った支援者たちのディブリーフィングを，短時間で効率的にやりましょうっていうことを主張しておられて。そこらへんのところは，セッションを受けた感じでは，非常に役に立つんじゃないかなと思っていました。実際その後，阪神・淡路大震災のと

きもそうですし，いろんな支援現場に入って，支援者のかたの短時間のミーティングのやり方としては構造化されてて，非常に安全を確認されているので，良いのではないかと。

岩井：その日のうちにやるのは，デモビライゼーション（demobilization：解隊手続き）ですね。

有園：それで，その日にやるのと，ちょっと遅れてやるのと，二つの構造がありますよね。

岩井：はい。MitchellらのCISDのシステムでは，デモビライゼーションとディブリーフィングを，わりと明確に区別しています。批判されてるのはディブリーフィングのほうです。

有園：そうですよね。なのでその後ろのほうと，あと，対象者を支援者じゃない一般の子どもたちだとか，地域住民のディブリーフィングってしたのは，やっぱり間違いなんじゃないかなあってふうに思うんです。なので，支援者のための，その当日の支援に限局するとかなり有効だったり。うまくやればね。ファシリテーターが上手にできれば，安全。で，ファシリテーターが，場合によっては話を止めることも技量で。その後の時間が経ってからのやり方とか，一般住民だったり学校の生徒さんになってくると，その後のサイコロジカルファーストエイドだったり，いろんなやり方のほうが，やはり安全性は高いだろうっていうふうに思っています。

冨永：小川先生，いかがですか？

小川：だいたい今ので良いと思うんですけども。話をしたいっていう，語りたいっていう気持ちがあるときに，そこを受けるってのは自然なかたちなんだけど。ちょうど今，止めるっていう話されてましたよね。あの感覚ってのをどう伝えたらいいかなっていうのが，いつも思うところなんです。ある程度，そういうのが感覚的にわかる人いますよね。でも，そこのところが全然ピンと来ない人がいるから，安全な語りってどういうことなのかってところを，どう扱っていったらよいんだろうね？

有園：それに関して，少し日頃から臨床活動を含めて思ってるのは，止めたほうがよい語りっていうのは，立て板に水みたいにだーっと，次から次から，テーマがバラバラで，時系列もバラバラで。バラバラーっとしてる感じの語りになってくると，それは止めたほうが圧倒的によいだろうな，と

いうふうに思うんですね．で，ただ，構造化されている語りの場合に，どこで止めるかっていう先生の心配の部分が，またちょっと出てくるのかなっていうところで．そこの見分けは，第一段階では，"立て板に水"的なものは止めるってところでは，共通項としてあるのではないかな，というふうには思うんですが，いかがでしょうか？

小川：子どもの場合ね，立て板に水っていっても，ほんとにチャッチャッてしゃべって，チャッチャッといなくなるみたいなのがあって．でも，これな〜って思うのってあるじゃないですか．そこのところは，どうそういうの……聞いてもらったっていうことで，一回受け取ってもらうことで安心するというか，後でもう一回自分で扱えるようになるようなこともあるんだけど．そうじゃなくって，つながらないかたちで，孤立したかたちを繰り返すのもあって．そこのところをさらっとその場で判断するというか，そのあたりはもう少し学校の先生なんかに，悩ましいと思いますけど，わかるかたちで伝えられたらいいなとは思うんです．

有園：支援グループをずっと継続してやってまして，そこでPTSDの語りとかも子どもからちゃんと出たりするんですね．そのときに，私どもは大丈夫だと判断していてもおうちに帰ってから，子どもは別の場所でやってるので，子どもが何しゃべったかお母さんは全然知らないんですけど．で，そうすると，子どもがその日のうちか次の日ぐらいに，「こないだあそこに行ったとき，こういうことしゃべって」とかお母さんたちに，親御さんたちに言うと，親御さんのほうが混乱されて，子どもが「あ，しまった．言っちゃいけなかった」ってなってくると，そこはまずいなって．なので，子どもさんが話した後の様子がどんな感じかっていうのが，その保護者との情報が得られたり，あるいは学校のなかで話されて，少し時間経って先生がたがその子の様子をご覧になったときに，どんな感じで過ごしてるのかな，みたいな行動観察が少しできていたら，ヒントにはなるのかなと思うんですけど．そこらへんの見極めも，ちょっと難しいというので．

小川：親のほうがそのこと，子どもが語ってるエピソードを，どう受け取るかってことによって全然違っちゃってて．

有園：子どもの評価が違ってきますね．

小川：そこが，ときどきボタンの掛け違いを作ってんだろうなって。虐待関係の話になっちゃうと，よくそういうことがあって。

有園：なので，そのときは，そんな親御さんに再度，少しお話をさせていただいて。そこの修正が可能なぐらいまで，個別面接に持っていったりとかするんですけど。

小川：基本，親の不安をそこで下げる，ということだとは思うんだけれどもね。

冨永：先日，PFAを作ったお一人のShelby先生が，今，日本に1年間来られてるので，お話を聞くことがありました。「9.11の後にディブリーフィングやりました。参加満足度は高いんだけども，トラウマ症状が減衰しないんです」と。で，いくつかの調査研究も，それが裏づけられている。だから，「上手くリラクセーションと心理教育を入れていかないと，そこで感情表現をうながすことは，やはりリスキーじゃないか」とおっしゃっておられました。特に急性期。急性期っていうのは大災害の場合，学校再会から数カ月くらいまでのスパンを考えたほうがよいと思うんですけど。その間はやはり，日常生活をしっかり送るサポートが第一じゃないかと思うんですけど。定池先生，どうでしょうか？　急性期もおそらく，防災の研究者として関わってこられてると思うんですけど。

定池：まず，私が研究者になる前に体験した，北海道南西沖地震（1993年）の被災地である奥尻島の話をします。阪神・淡路大震災の前，心のケアが本格化する前のことです。授業のなかで子どもたちに災害の絵を描かせ，それをマスコミが取材して，後で問題になりました。泣いちゃう子もいたようで，何でそんなことをやらせたんだということと，マスコミにうながされてそういう授業をするのは良くない，という話になったと聞きました。

冨永：それ，いつ頃の時期の話？

定池：学校再開して数カ月くらい。急性期の3カ月ぐらいのなかで起きたことです。町内の別の学校では，学校再開後しばらくして，伝統ある俳句活動も再開したそうです。当時の校長先生によると，災害後，様子の気になる子に，どう話を聞いたらいいか悩んでいたそうです。それで，自由に俳句を作らせ，その子が災害に触れていれば，読んだ俳句について対話をす

るなかで、その児童の気持ちを聞いたりしたそうです。心のケアの観点・知識のないなかで、先生方はそういう工夫をされていました。

冨永：そうするとやはり、この時期のサポートの観点は、岩井先生が言われたように、その聴く耳はしっかり持つけれどその体験をうながすような、特に集団的な関わりはやはりリスクが高くて、やってはいけない、ということのコンセンサスはよろしいでしょうね？「ねぇねぇ、聞いて」っていう、個別に聞いてっていうところまでフタをしないような関わりも、とっても大事ですと。じゃあ、集団としては、やっぱり日常生活がしっかり送れるようなサポートを基本とすると。だから、「先生、あのね」とか、以前からやっていた俳句の活動とか、そういうのを通して表現したいものが少しずつ表現する機会を得て、分かち合っていく、というようなことでよろしいでしょうか？

定池：当時の校長先生は、学校再開後は「子どもたちの日常を取り戻すために、普通の学校生活を送ることに心を砕いた」とおっしゃっていました。俳句はもともとやっていた活動だから、普通の学校生活に戻すという流れのなかで復活させた、ということだったと思います。全校児童10人の小規模校で、校舎が被災したのでたくさんの救援物資をいただきました。そうすると、救援物資のお礼状を1人1通書くだけでも大変な数になり、それも、非日常の活動でした。

3．お礼状も強制的な表現活動？

有園：強要された感じに若干なって……。

定池：なっちゃってました。私は全校生徒123人の中学校に通っていたんですが、1人1通お礼状を書くような時間がありました。先ほどの小学校は、10人で礼状を書くのは負担になるので、頂いた救援物資を全校生徒で囲んで写真を1枚撮り、校長先生の書いたお礼状を添えるかたちに簡略化したそうです。でも、校長先生が1人で礼状を書くので、かなりの時間を費やしたそうです。

冨永：そういう、お礼を書くということについても、やはり配慮が必要だということを伝えていく必要がありますね。

定池：表出，ディブリーフィングとは違う文脈で，私たちは救援物資などのお礼のために，文集を作りました。生徒会で支援のお礼について話し合ったときに，子どもたちはビデオレターって言ったんですが，先生はやっぱり文集だろうと。当時の体験を書いて，たくさん書ける子はたくさん書くし，短めの子は3行4行ぐらいのお礼の手紙のようなものを書いて，それを文集にしてお送りするというかたちになりました。

冨永：そこで，書きたくないけど，被災体験を書かないとお礼にならない，みたいな誤解で子どもたちがつらい思いするというのは，今後あってはならないというふうなことですかね？

定池：詳細に書いている子，数行のお礼の子がいるので，強制ではなかったと思いたいです。ただ，作文は，国語の先生がチェックして，より良い作文にするために修正されていきます。心のケアという観点があまりない頃の話ですが，そういうことも含めて，今後は良くなっていってほしいと思います。

4．災害遊びをどう受けとめ，どう関わる？

浦本：聴く耳を持つ大人がたくさんいたほうがいいのは，すごくそのとおりだと思います。あと，語り以外の方法で表現してくる子に対しては，どう聞いてあげるのがいいのかなって思ったこともあります。被災地では，津波遊びやってた子はけっこういっぱいいました。それを，こちら側が「そうだよね」ってただ見ているのではなく，子たちの気持ちを推測して返してあげてって，ということをやってたような気がします。「怖かったのかな。でも，今は安心だよね」とか言いながら。また，語りではないのですが，ペンをすごく落としたりする。「ちょっと落ち着きがなくなっちゃっている」という表現をしている学校がありました。そこを日常生活に戻すという観点で，学校の先生は，「静かにしなさい」とか「落ち着きなさい」で終わっちゃうんですけど。むしろそうすると，心のケアにはならないだろうなと思いました。その先生には「リラックスしたりすると早く治まると思いますよ」っていう話をして，一緒にリラックスをしていったりしました。

冨永：先生方の観点からすれば、日常に戻すということは、ちゃんとしなさいと。そういう、遊びで表現していることまで封印してしまいがちになるので、そこは気をつけましょうということですよね。その件に関してはどうでしょうかね？

有園：震災遊びについては、阪神・淡路大震災の後、3日目以降に入って、1カ月、2カ月目くらいだったんですけど。自衛隊が入って、自衛隊のテントがあって。支援物資の入っていた段ボール箱が大量にありますよね。あれを積み上げてあったんですよ。で、阪神・淡路のときは家が潰れるのが多かったので、段ボールを積み上げて、小学校の1年生から6年生くらいまでの縦断の集団が遊んでて。で、「震災ごっこするよ〜」とか言って、「グラグラ、来た〜！」とか言って、揺らして、その段ボール積み上げたやつを壊すんですね。そうすると、大概逃げ遅れる小1の子とかが下敷きになって、「助けよう、助けよう！」って言って、皆で必死になって段ボールをどかして助けるみたいなのが結構何回もあって。それを何回も何回も何回も何回も、繰り返すんですよ。

　それで、多いときで5回くらい繰り返すと、1セット終わるんですね。助けて、救い出したら、「良かったね〜生きてた〜ぎゅ〜！」みたいなことを子どもたちがしていて。それで、全員がもうやめようみたいな雰囲気になるまで、何回か続けるんですけど。その1回1回ごとに、子どもたちの表情がだんだん変わってきて。自分たちで治まってくる感じがわかるんだなっていうのを、「隣でおばちゃん見ていい？」とか言いながら傍にいて、あんまり介入せずにずーっと見てると、なんかそんな感じで。

　で、その子どもたちが安心できるところまで自分たちで終わったら、「じゃあ解散〜」とか言ってまた行くんですけど。その途中に、たとえば大人が来て、「もうやめなさい」とか何とかって言ったときには、「ちょっと待ってください」みたいなかたちで、時間を取ったりしたことがあるかな〜って。だから、自発的に子どもたちが回復する力、やっぱり持ってるんだなっていう実感は、すごくあったかなってふうには思います。

冨永：そこの見分けはどうなんでしょうかね？　そのストーリーのなかで、これは子どもたちがそういう怖い思いを乗り越えようとしていて、表情が少し和んできて。

有園：神戸にできた「心のケアセンター」の心理室で，子どものセラピーをしているときには，そこまであんまり出ないんですよ。ポツっと怖いとこで切れちゃったりすることが多いんですね。なんだけど，震災の直後の集団の子どもたちの遊びのなかでは，いろんなタイプの子どもがいるので，そこで止まっちゃう子も，恐怖な感じで止まっちゃう子もいるんだけど，なかに「助けようぜ！」って子がいたり，それに反応して動く子がいたり，でも呆然と立ち尽くしてる子もいるんですね。だけど，助け出されて，「ああ，良かった！」って言って，皆で「良かったね！」って言うところは皆，笑顔になるっていう。つまり，回復。ピンチが襲ってきて，絶体絶命になって，救済活動をして，助かったくらいの１ストーリーがあるっていうところが，安心かなって。その「助かった」「良かったね」までがないと，ちょっと困るので。そこがないときはやはり大人が介入して，先生がおっしゃるように，最後のところのフォローを大人がちょっと入れるっていうのは，いるかもしれないなと。

浦本：はい。津波遊びをしていて，「怖かったんだね」って気持ちを汲んで返す。同時に，「助かって良かったね」っていうのも返せるといい，ということですよね。また，学校なので，その場面に遭遇するのはたいてい休み時間なので，休み時間が終わって教室に戻れれば大丈夫だなと思っていたのですけど，一応，休み時間を越えてやってる子には，「ちょっとおいでって」と言って話を聞いた子とかも，一人いました。

定池：津波遊びって，助かるまでやるんですか？　今のお話でいうと。「逃げろ～」ですか？

浦本：はい。「逃げろ～」くらいですね。鬼ごっこなどの遊びのなかの一場面でしかなかったので。

岩井：阪神・淡路大震災のときに私が見たのは，ごく短いものが多かったです。たとえば，幼稚園で園児が壁のひび割れを見つけて，一人が「あ，地震だ！」と叫ぶ。そしたらね，ほかの園児が一斉にこけるとか。昔の谷啓さんのギャグみたいに，がちょーんを合図に皆でこけるみたいに（笑）。で，すぐにまた起き上がって，皆で別のひび割れを探しにいく。こういうの，大人はただ見守っていればいいと思うんです。

有園：起き上がってますもんね。

岩井：ていうかね，特別に有害反応の特徴持ってなかったら，まあいいと思いますよ。

冨永：有害反応ってのは，どういう反応でしょう？

岩井：本当にパニック起こすとか，暴力的な行為に及ぶとか，誰か仲間はずれにしたり，いじめにしたり展開するとか。そうでなければ，私はいいんでないかなと思います。

冨永：人を傷つけたり，自分を傷つけるといったようなことに展開することは，やはりそこは，管理はする必要があるということですね。小川先生，いかがですか？

小川：岩井先生の，ランダムプレーというか，繰り返しになっちゃってて。それが，声かけられずに見過ごされちゃうって。ちょっとね，声をかけたほうが良いような気がするんだけど。もちろん声のかけ方ってあると思うんだけど，そこはどう？

岩井：先ほどの話でいうと，たとえば休み時間に収まる，先生が呼べば教室に戻ってくるとかであれば，たぶん大丈夫です。

冨永：2009年の台風9号の佐用町の水害のときに保育園に入ったんですけど，やっぱり水害ごっこを毎日毎日，積み木を家にして「水が来る！」って繰り返し繰り返しやってましたね。で，それで，遊びの活動の前後に集団でリラクセーションしたんですよ。それきっかけに，そういう遊びは少しずつ減っていったと聞きましたけどね。だから，その前後でリラクセーションの活動をうまく取り入れるっていうのもひとつですよね。よく頑張ったねって。で，クールダウンすることも良いかなって思いましたけどね。

5．発災半年後から1年，2年，3年……

冨永：それでは，半年から1年以降のことについて，どう支援していくかということに議論を移しますね。半年以降，1年目，2年目，3年目の教育支援，心理支援における被災体験の表現をめぐってということで，お話しいただけますでしょうか。

浦本：半年以降から1年目って，行ってないので。

冨永：1年目以降で結構です。2年目でもいいですし。

浦本：とにかく安心・安全を継続させる，っていうことに尽きるかなと思います。安全でいえば，先ほど話されていた，防災や環境としての大人が正しい知識を持って正しく関わること。そのために，心理教育はかなり重要だなと思います。安心でいえば，子ども同士のコミュニケーションのなかで培っていくのが良いだろうと思います。僕は震災支援に入ってから6年目になるんですけど，表現もそうですが，どんどん機会が減っていっています。だから，災害後の心理支援の継続性を持たせるための工夫は，1年目から取り入れていかなきゃならないだろうなと思います。

冨永：どんどん機会が減ってって。どういう機会が減ってってるの？

浦本：心理教育の機会がまず減りますね。学校の現場では日常生活の問題を解決したいので，そういう方向の話をしてくれと言われるようになります。

定池：課題が震災から，それ以外のことにフォーカスが移っていく。

浦本：もちろん，それはそれで良いのでしょうし，普通なんでしょうけど。ただ，小川先生がおっしゃったようにも，長く続くんだよっていう理解がないままに，目の前の問題にばかり目が向いてしまったら，あとで取り返しにつかないというか……。

定池：見過ごされてしまうというか。

浦本：そうです，そうです。震災1年目だと，震災のためにということで，学校でも全体に向けていろんな関わりをしていけるので。そのときから，長い目で見た継続性を持たした工夫をしていけると良いなと思います。それはきっと大きなことではなく，日常でちょっとずつやっていけることのほうが長続きすると思いますし，子どもたちにとってもサポートになると考えます。

冨永：ありがとうございます。永田さんどうですか？

永田：私が岩手に来たときには，だんだんと語りだす時期に入ってきていたというか，自然と話のなかで出てきたり，ちょっと話したいっていう子が出てきたりと，少しずつ語り出すという時期に入っていた，というところだったのかなと思います。授業中とか，クラスのなかで自然とそういう話題が出ることも少しずつ出てきていたし，子どもたち同士で震災の話が出

てくるという場面を，私が授業を回っているなかでも見られていました。
　そういうときに，子どもたちが自然と語るのですけど，それを受けとめる先生がたへのサポートが大切だなと感じていました。震災の話題が出たときに，どうやってそこを扱っていいかわからなかったり，まずそこにどういたらいいかわからないとの不安を抱えてらっしゃる先生がたも多かったので，そこのサポートも行っていました。先生がたの異動が始まっていたので，内陸から異動してきた先生と沿岸にそのままいらっしゃる先生で，感じ方や見え方も違っているようでしたし，先生がたの不安感も違うようでした。それまで見せなかったり見せられなかったものが，少しずついろんなかたちで見えだしていた時期だったのかなと思います。

冨永：ありがとうございます。じゃあ，宮下さん。

宮下；私の文章のなかで，A小学校のことで書かせていただいていますが，学校で，浦本さんが言われたトラウマティックなストレスから日常ストレスへ，というような話になったんですね。トラウマティックなストレスだけではなくて，毎日生活していくなかでの日常的なストレスも，上に被さっていくというか，積み上げられていくというようなかたちで見ていく必要があるという共有を，先生方との間でしました。
　たとえば，子どもの反応の出方も，トラウマティックのようなきれいな反応（侵入・回避・過覚醒）だけではなく，いろんなかたちで子どもたちの動きで出てくるので。そこは単なる「やる気がないからだ」とか，「問題行動だけだ」というようなとらえ方ではなくて，そこは重なっていっているという動きで見ていきましょう，というふうな共通理解をしました。そして，心理教育というのはやっぱりとても大事だという観点で，心のサポート授業をきちっと計画のなかに入れていきましょうという動きが，多かったのかなと感じています。
　そのなかで，心理教育やら，いろんな子どもたちの様子を見ながら，少しずつ，早いところでは2年目あたりから落ち着いたところで，震災のことについて作文を書きましょうという流れになりました。ピンポイントの課題ではなく，それも含めた1年間とか2年間というふうに。そこは子どもたちが最終的に選択をする，何のことについてどれだけ書くかは子どもが選択をするとして，表現活動にも取り組んでいきたいという流れに，少

しずつスライドしていったかなと感じています。
冨永：何を書くかは，震災後のことを書いてもよいし，最近頑張ってることを書いてもいいよってふうに，子どもたちが選べるようにしていくということですね。浦本さんがおしゃったことと，宮下さんがおっしゃったことは，浦本さんは，「いわゆるトラウマティックなストレスはもういいから，日常ストレス・日常生活のことをやってほしい」っていうようなことを先生がたのオーダーがある，ということなんですね？
浦本：はい。年々増えてますね。
冨永：それに対して宮下さんは，「いや，それは重なり合っているものだから，日常生活のストレスも扱うんだけど，もちろんその背後にはそういうものもあるかもしれない」というふうに。
岩井：今のお話は，発災後何年か経ってという話ですよね。で，おそらく宮下さんがおっしゃったのは，1年とか，そんな話でしょうね？
宮下：そうですね。なので，トラウマティックがだんだんこうなっていくにつれて（手を下に↘），日常のほうがこう（手を上に↗）。

6．発災後半年から1年の間に限定して議論を

冨永：そうですね。そこはちょっと仕切り直して。半年，1年までに限定しましょうかね。
宮下：半年っていうのは，津波後1年，半年？
冨永：そうですね。半年から1年を迎えるまで，というところで仕切り直し。
宮下：私たち（浦本・宮下）は，入ったのが一緒なんですが，その半年というところには私たちは入っていなくて。
冨永：渡部君だもんね。
宮下：そうです，そうです。
冨永：半年から1年のことを折々に聞くとですね，ある地域はほとんどの小中学校で3.11の前に，1カ月前から保護者通信を出して。いきなり書かせるんじゃなくて，その前に実際先生がその作文を書いてみて，どう感じたのか，どう思ったのかとか。その数日前に箇条書きで構成メモを書いて

みる。たとえば，つらかったこと，ありがたかったこと，悲しかったこと，うれしかったこと，それから思い浮かぶことを文章でなくてメモをするんです。そして表現活動につなげていった，といったような取り組みをされたようなんですね。それも，なぜそういう活動をしていったかっていうと，「3.11を何事もなかったかのように迎えることはできない」と，先生からやりたいと。だけども，先生たちの間でも，そういう被災体験をめぐることをやらないほうがいいんじゃないかって，相当議論があったということを聞いています。

ただ，心とからだの健康観察とか，日常の「先生，あのね」とかに，少しずつ被災体験の表現が出て，それぞれのペースで表出されていった。特に，発災から半年後の9月，10月に実施した，「心とからだの健康観察のアンケート」の感想（アンケートの感想と，リラックス法などの授業の感想を書く欄が二つある）を受けて，個別に担任の先生が短い時間面談をしたときに，かなり震災に関することの話がいっぱい出てきたそうです。個別で，かなり震災体験についての話が出てきたので，1年目の前，1月，2月の頃に，テーマを非常に広く取って，「この1年頑張ってきたことを，その直後のことを書きたい人は書いたらいいし，最近のことを書きたい人はそれを書いたらいいよ」っていうことで，おやりになったそうです。その作文をどの範囲で共有するのかとかいうことも，あらかじめ確認して取り組んだということで。

先生がたは子どもたちの作文読んで，こういう思いをしてたのかということとかがわかって，職員室で一緒に涙を流したというふうに聞いていますね。このあたりは，地域によっても，先生方の受け止め方によっても，異なっていくんじゃないかと思うんですね。

定池：2011年9月の頭に，宮城県沿岸部のある中学校に先生方の研修に招いていただき，奥尻の子どもたちがどうだったのかって話をしたり，授業案を拝見したりしました。そのときに，「奥尻では津波の後，魚介類，特に雑食のタコを食べれなくなる子や，水面がゆらゆら揺れるのが怖いとか，お風呂入りたくないっていう子がいましたよ」という話をしました。「ここにもそういう子がいるかもしれませんが，ほとんどはやがて落ち着いていくから，見守っててほしい」と伝えました。長い間落ち着かない子

がいて，さらに心配な要素があれば，特別なサポートを受けたほうがよいと思います。でも，「子どもたちがそういうことしないほうがよいのかな，と抑えてしまわないためにも，過剰に心配しないでくださいね」という話をしました。

　その中学校で秋から始めようとしている教育プログラム案を見せていただくと，毎回のプリントに感想欄があって，そこには「どんなことを頑張ろうと思いましたか？」というような質問文が載っていました。それを見て，前向きなコメントを書かせようとうながすのは，子どもたちにプレッシャーを与えるかもしれないと思いました。テレビカメラを向けられたら，「私たち頑張ります」と言わなきゃいけないプレッシャーに曝されているような状況で，学校の先生からも「頑張る」ことを強いられているように感じたら，子どもたちがしんどくなっちゃうのではないかと。そのときは，「単純に毎回の感想を書いてもらって，半年後に見返したら，こんなふうに受けとめ方が変わったんだな，と振り返られるぐらいにしてはいかがでしょうか」とコメントしました。

　そういう授業案を作る先生方の，震災を受けた子どもたちにこそ，こういう授業したいという思いが良い方向に活かされるには，プリントの作り方，授業案の作り方みたいなところでも，心理的な支援が必要ではないかと感じました。

冨永：毎回感想書いてもらってっていうのは，どういう？

定池：うろ覚えですが，神戸で被災し，後に消防士になったかたのお話を聞く回には，「あなたは災害の体験を，人生にどう生かしていきたいと思いますか？」という質問の後に，感想欄があるというような感じです。「この話を聞いてどう思いましたか？」でよいのではないかと思いました。

宮下：岩手県の沿岸部といっても，南北に200キロあるので，非常に広い範囲にわたっています。たとえば，教育事務所管内でいうと沿岸南部，それから宮古，そして県北と，三つの管内に分かれています。話を聞いていると，それぞれの場所によって風土や文化も全然違うので，子どもたちの様子ひとつにしても，やっぱり全然違うんですね。

　特に，岩手県は南部のほうは伊達藩，旧伊達藩の影響が非常に強い。北に行けば行くほど南部藩の影響が強くて。やはり，「子どもたちの出方ひ

とつも，やっぱり違うよね」って，よく巡回型カウンセラーのなかでもしていて。それでいえば，沿岸南部なんかは，わりと子どもたちがワッと外に出るというような特徴があるようで。なので，表現活動も，わりと1年目くらいから南部では取り組み初めています。でも，やっぱり，北上するほどそのあたりは慎重で。慎重というのは良い悪いではなくて，どっちかというと，学校によっては早いところもあれば，じっくりとというところもあります。文化的なこともいろいろあったりするかな，という印象はあります。

　で，私が書いているＡ小学校というのは，たまたまその緊急支援で，兵庫県のチームが入っていたんですね。だから緊急支援で入っているときから，授業でとか，先生たちと共働してというのが地盤としてあったので，そういう動きというのは早かったというか。先生たちの意識も順番に積み重ねられていくのが早かった，というところはあったと思います。そういう取り組みを一つの学校がやりだすと，周辺の学校の先生たちの交流のなかで，少しずつじわじわと。そういう流れに，年とともに進んでいったというような印象はあります。

永田：表現活動もいろいろあって，直接的に震災のことを表現する表現活動，という感じではなくて，授業のなかで防災マップを作ったりしながら，今までそこにはなかなか行けなかったんだけど，自分の身は自分で守るんだっていうことの授業の一貫として，そこに行くことができるということがありました。海のことを書くのはちょっと怖いけど，クラスみんなで描く海の絵展というのがあったりして，そういうところで海の絵を震災後初めて描いたというように，日常のなかに組み入れていきながら，少しずつそこに触れていく。そして徐々に触れていけるようになってから，別のかたちで表現活動を行う，というように段階を踏んでいるところもありました。バーンと「何かを書きます」ということだけが表現活動じゃなくて，防災マップだったり，いろんなことも表現活動のひとつなのだろうなと思います。発災から時間が経過していくにつれて，授業のなかに組み込まれるようになったこともあります。授業に組み込まれていると，クラスの仲間と，安心した環境のなかで，定期的に触れていくことができるのかなと思います。

冨永：ただ，今のやっぱり2年目以降の活動じゃないかしら？　防災マップ作るの。
永田：私が行ったときには，防災マップはすでに作り出してました。
冨永：そこはまた，防災教育と心理支援の大事なとこなので。
岩井：おっしゃることには大賛成なんですけど，でもそれって"表現"ですか？　それを"表現"活動って言わなくてもよいと思いますよ。
永田：そうですね。表現活動っていうのではなくて，そういうなかで触れていくってことができるっていうのではないかなと思います。
有園：「触れていく活動」，みたいな感じですかね？
永田：そうですね。
定池：表現活動と，他の教育活動のなかに表現活動的なものも含まれていく，というグラデーションがあるってことなんですね。

7．発災から1年後そして長期の支援
　　──「〈語る〉を支える」とPTSD治療論

冨永：とりあえず，表現しなくていいね。岩井先生のは，そういう趣旨ですよね？
岩井：そうですね。ちょっと皮肉な言い方になりますけど，表現しなくていいと思うんです。表現してもいいし，しなくてもいい。私は「〈語る〉を支えるケア」ということを，3年くらい言っています。それは，本当は語りたくないんだけど，やむにやまれぬ気持ちに駆られて語る，という人に対して，私たちは常に聴く耳を持たないといけないということです。表現を促進する必要はないと，実は思ってるんです。「〈語る〉を支える」，つまり誰かが語りたいっていうときに，その語りたい気持ちを支えてあげる，と。話を広げさせていただくならば，沖縄にせよ，広島にせよ，福島にせよ，「語るな」って圧力があるんですよ，今。「余計なことを蒸し返すな」と。寝た子を起こすなとかね。しかし，やむにやまれぬ気持ちで語ろうとする人には，我々は素直に耳を傾けなければいけない。アウシュビッツだってね，水俣だってそうです。で，こちらからお膳立てしてね，語る必要は全然ないと思っています。

ここで，心理療法ということにも言及するならば，エクスポージャー・セラピー（曝露療法）ってのは，患者さんに語らせるんですよ。で，エクスポージャーが一番偉い（笑）という感じがあったんですね。今でもありますけどね，トラウマ治療者のギルドで。それが，今ようやく見直される時期に来ていると思います。たとえば，認知処理療法（CPT）は，元々はエクスポージャーの要素をトラウマ筆記というかたちで取り入れていたのですが，2年ほど前からは，エクスポージャーを含まないプロトコル（CPT-C）のほうを標準としています。CPTには元から，エクスポージャー（トラウマ筆記）を用いるプロトコル（CPT-H）と，用いない（CPT-C）のがあったのですが，両者を比較すると最終的な治療効果は変わらず，しかもエクスポージャーを使わないほうが，途中の回復が早いんですよ。ならば使わないでもいいだろう，と。

冨永：何を書くんですかね？　認知処理療法，書くんですよね？

岩井：元々の標準法であるCPT-Hでは，治療の最初に，トラウマ筆記といってトラウマ体験を詳細に書いてもらいます。

冨永：しない場合は，何をするんですか？

岩井：トラウマ体験後の生活のなかで，どういうふうなスキーマが起こってきているか，ということを扱います。

冨永：現在の生活を語る。

岩井：はい。その際，たとえばフラッシュバックがあると，「自分は無力だ」「生きてても仕方ない」，だからたまらなくなって死にたくなってしまう。その「自分は無力だ」「生きてても仕方ない」から始めるわけです。スタック・ポイントと呼ばれています。

　CPT以外でも，対人関係療法（IPT）が，持続エクスポージャー法（PE）と同等の効果があるということが，無作為化試験（RCT）で実証されました。また，エクスポージャーを名乗りながら，トラウマ体験そのものよりも，その以前以後とトラウマ体験とをナラティブに接続することを目指す，私はひそかに「接着剤療法」と呼んでいるんですけど，「ナラティブ・エクスポージャー・セラピー（NET）」もあります。トラウマ体験が孤立して，異物感として浮いちゃってるのをもう1回収めるわけで，同じエクスポージャーを名乗ってはいても，PEのような馴化を目指すエ

クスポージャーとはかなり別物です。一方で，脳科学からは，脱コード神経フィードバック（通称，デクネフ）という理論が出てきて，閾値化刺激でも十分に馴化が起こりうる，ということが証明されました。いずれにしても，いっとき言われていたような，「トラウマは曝露療法しないと治らない」みたいな言い様は，相対化されるべき時期になりました。

　話を戻すと，表現は出てきたときに受けるというかね，出てきたときに受け入れるということでよいと思うんですね。私は以前に，広島，長崎の体内被曝者の語り部活動というものに，ほんのちょっとだけ関わったことがあります。胎内被爆者ですから，被爆の記憶はないんですよ。でも，医学的にはれっきとした被爆者。そして，そんな彼らには，「被爆者として生きてきた」というナラティブ（語り）が当然ある。トラウマ記憶とは別のところで，生のナラティブがある。以上強引に要約すると，語りは大事だけど，トラウマ記憶の表現ってことは，相対化されてよいんではないかということです。

有園：今の関連してよいですか？　今，話が半年から1年じゃなく，長期プログラムになっちゃってるんですけど。今の岩井先生のお話のなかで，語るを支えるっていう意味でいうと，長崎の被爆者のなかの，被爆者手帳の認定の地域があったんですね。で，それをもっと拡大しようっていう取り組みがあって，そこの調査に入ったことがだいぶ前にあったんですね。胎内被爆じゃなく，元々のほうでっていうところで行ってたんですけど，やっぱり語りたい人は語るけど，そうじゃない人は語らない，っていうのは明確にあったなっていうのが一点です。

　それと，ご遺族。事件事故の後のご遺族のケア，結構いっぱいしてて。私はEMDRも使うし，長時間エクスポージャーも使うし，CBTも使うんですね。で，対人関係療法も使うんですけど。ご遺族のかたで，やっぱりトラウマにフォーカスにしてしまうと，その被爆体験だったり，事件体験だったりっていうところのみじゃなく，その周辺の人生全部の部分を拾っちゃう感じで，出てきちゃうのがEMDRと長時間エクスポージャー的なものが出てきちゃって。そうじゃなく，フォーカスをこの時期にっていうふうに絞って，やりやすいのはやはりCBTとか。で，現在の関係性に持っていくと，対人関係療法とか使いやすいなって，すごい思っている

んですね。特に，ご遺族のなかで，最初 EMDR して，あんまり妨害反応が出てできなかった人で，長時間エクスポージャーしようと思ったけど，やっぱりどうも合わない。で，結局 CBT で，本当のセッションは決められてるんですけど，状態に合わせて長くやったかたなんかは，きれいに回復していくんですね。で，その将来に対する，自分の今の認知の仕方とかでも，「今の自分の認知の仕方が，将来自分を幸せにするかどうか」というタームがあるんですよ。そこはきれいに入っていく感じがあって。おもしろいなって。そうすると，対人関係療法をその次に，現実の対人関係でどうだ，みたいなね。つないでいけるみたいな。セラピーの流れでいくと，そういうのが組み合わせられると，とっても良いなという感じがしました。

冨永：そうすると，災害体験・事件体験そのものの記憶を扱うんでなくて，今抱えている将来への認知とか，トラウマ・フラッシュバックが起きたときの対処とかにフォーカスを当てる……。

有園：それは，セラピーの後半じゃないと入らないんです。前半は，やっぱり囚われてますから，そのトラウマ体験に。で，トラウマ体験を扱わざるを得ないんですよ。最初の，ナラティブセラピー的に語っていただく部分に関してはね。

冨永：だけど非常に，親からの性虐待なんかは回避が強くて，個々の体験は語れないじゃないですか。「今眠れない」とかいう反応に対しての対処や，将来への認知は扱えますよね？

有園：語れないときには，将来に関しての……扱えますよね。ただ，あんまりきれいに発展しないですよね。こっち（トラウマ記憶）は扱っていないから。

冨永：さっき，岩井先生はこっち（トラウマ体験後の認知）だけど……。

岩井：私はわりとそういうやり方でやっているんです。先述のように，トラウマ記憶を直に扱わなくても，治療が成立することは多いと考えています。

冨永：有園先生は，こっち（トラウマ記憶）をやって，こっち（トラウマ後の認知）をやるってこと……。

有園：人によって違いますよね。

岩井：私としては，CPT の発展に学びたいと思います。プロトコルが二つあって，初めのうちはエクスポージャー要素を取り入れた CPT-H のほうが標準法であったけど，今日ではエクスポージャーを含まない CPT-C のほうが標準法となっている，ということに。
冨永：先ほど言われた，フラッシュバックにどう対処するか……
岩井：CPT-C でも CPT-H でも，フラッシュバックには ABC 用紙を用いて，同じような認知療法的対応を行います。ただその際，CPT-C では，CPT-H 以上に「公正世界仮説」を重視します。「この世の中は努力した者は報われて，正しい人は被害を受けることなんかなくて……」という公正世界仮説が，被害者被災者のトラウマ症状のしんどいスキーマのもとになっているので。それをどういうふうに，柔軟にアジャストしていくかということを，治療のひとつのバックボーンに据えます。
冨永：この話を，定池先生の防災と心理支援の話した後に，もう一度やってよろしいでしょうか？　すごく大事な話なんですけど。

8．〈語る〉を支える

宮下：もう一ついいですか？　今，岩井先生が言われた「語りなさい」というのは違う，で，「語りなさんな」というのも違う，っていうのもよくわかりますし，その「〈語る〉を支える」というのがすごく大事だなって思います。ただ，子どもたちに私は，「語らなくていいよ」っていうことはもちろん伝えていますが，でも子どもたちの様子を見ていると，語りたいっていう気持ちもすごく一方でもある，というのを感じています。だから，そういう意味では，安全な「場」を作るっていうのも，すごく大事かなと思っています。で，「語らなくてもいいよ」っていうのと同時に，「語ってもいいよ」っていうことも，私は最近伝えるようにしています。それは，私も，自分でもしっくりきていて。そういうふうに言われると，語ってはいけないと思っている子もたくさんいて。だから，そういう子たちに対しては，「語らなくてもいいよ」というメッセージはもちろんだけど，「語ってもいいねんよ」「話をしていいねんよ」っていうことも，それを伝えるのもすごく大事だなっていうように感じています。

岩井：阪神・淡路大震災の後に，学校の先生が作文を書かせたものを小1から中3までまとめ，『ドッカンぐらぐら』という書名で出版しました。実はあれ，"気持ち中心"なんですよ。そのときの気持ち，あるいは震災のときの気持ちについて振り返ってみました，と。実はそれって，ちょっと危ないのです。そうじゃなくて，なるべく今の生活から当時を振り返るとか，「震災から1年，2年経った町の様子について，あなたが思うことを書いてください」とかのほうが安全だと思いますね。現在の外的事実から始めて，そこから震災当時へ，あるいは自己の内面へと，自発的に進んでいく人はそれでいいです。進まない場合は，そこで止めていいんですよ。それともう一つ，ざっくりと言って，個人的なトラウマとグリーフとは分けて考えるべきだと思います。喪の作業，グリーフワークのほうはある程度うながしてやってもよいのに対して，通常のトラウマ，恐怖体験としてのトラウマに関して表出をうながすことには，非常に慎重であるべきだと思います。

冨永：2年目以降，今の岩井先生のこととも関わってくるんですけど。さっき宮下さん言ったのも，2年目以降のことだよね，ある意味ね。グリーフのことでいえば，永田さんのそういうクラスワイドの取り組みを，今回取りまとめてくれてますので。2年目以降について，皆さん論文に書かれてるのがそのことなんですけど。浦本さん，どうでしょう？ 先ほどの，同じこと言っていただいて結構です。まず，教師研修をしっかり書いてますよね。教師が支えるを，カウンセラーが支える，みたいな構造をうまく活用してるんですかね？

浦本：岩井先生がおっしゃっていた「〈語る〉を支える」ということ，とっても大事だなと思います。あとは，「語ってもいいということ」を知っているっていうのは，子どもたちにとっては大事だなと思うんです。それをうながすときに，関わりの濃い教師が語ってくれれば，「大人もしゃべってるし，しゃべっていいんだ」と思ってもらえるので，良いだろうなと思います。それをするには，大人が正しい知識を持ってないとできないとも考えます。一番関わってくれる先生方が安全で安心であれば，子どもたちも安心感を持つだろうと。そこはとっても重視しています。

有園：質問よいですか？ その，子どもたちの前で教師がうながすときに，

教師自身の被災体験とか，そういうものもどう扱うか。出したほうがいいのか，出さないほうがいいのかみたいな議論は，学校のなかではありますか？

浦本：ありました。ですので，教師研修する前に，教師が今どう感じているかってのも，シェアリングをしてもらいました。もちろん事前にやることについての批判が多すぎれば，その学校ではやらないってこともありえたと思います。ただ，それはなく，先生方から「子どもたちも（表現をうながすことを）やっていったほうがいいよね」って言ってくださったので，やることができました。

有園：つまり先生も，自分の伝えたいときに語れる状態の先生は語り，それを聞いて，子どもたちにも「語ってもいいよ」ってことを伝えていく。そういうことでよろしいんですか？

浦本：先生方は大人でしたので，そこのあたりは上手な人多かったのです。親しい人を亡くした人もいらっしゃいましたけど，そこはしゃべらずに，「あのとき大変だったよね」っていうところのみを，語っていらしたように思います。

有園：語れる部分だけを語る。大事ですよね。安全に語れる部分だけをチョイスして語れる。大事です。

浦本：あとは，2年目以降なので，さっき言った，語れる力をうながしていく，育てていくっていうのも，大事だと思うんですよね。それは，学校での日常生活にもリンクするので，そういうふうに関わってきました。

冨永：ありがとうございます。どうですか，2年目以降に？

9．2年目以降

宮下：有園先生が今言われたように，先生も自分で語れること，語りたいことを語るなり書くなりして，それを子どもたちにまず伝えて，っていう流れは結構あったと思います。表現というか，取り組みについては，たとえば2年目以降に「表現活動に取り組んでいきましょう」となったときに，1回ではなくって，それをずっと取り組みとして続けていくことも，学校でできることだと思います。教育計画のなかに位置づけていく，というよ

うなかたちで。それを続けていると、1年目には出てこなかったけど、2年目で違うことを語ったりとか。1年目は見たことなどが中心だったのですが、次の年になると、たとえば聞こえたことであったり、感覚的な匂いだとか、そういうものが違うかたちで子どもたちから出てきたり、というようなこともありました。ただ、同じことを経験しても、やっぱりそのときのその子のとらえ方とか、そのときにその子の語れることとか、語りたいと思ったことというのは変わっていくものなんだなと。「表現活動やりました、1回やりました」っていうことで終わりではなく、それを継続していくこともすごく大事なのかな、というふうには感じます。

有園：そのときに、さっきの繰り返しになるんですけど、大人側が、「大人もいろいろ体験したんだけど、今ここで話せる部分だけちょっと話してるんだよ。だから、君たちも話せることだけでいいんだよ。今話せることだけでいいんだよ」みたいな。なんかそういう教示がね、安全面として欲しいなって思うんですけど。

冨永：語りたくないことは語らなくていいんだよ。語れるものを語ったらいい、っていうことですよね？

有園：で、「語ってるうちに何だか変だなって思ったら、途中でやめてもいいんだよ」とかね。「全部語りきろうとせずにいいんだよ」とか。そういう安全面があると。

冨永：宮下さんのにも書いてたけど、後ろにちょっと休むような空間を作ったり。

宮下：スペースというか空間、そういうのを用意したりというのは、ひとつ枠というか。

冨永：子どもたち、どんなふうに活用して？

宮下：それがですね、あまりそれを利用する子はいなかった。でも、あるということが大事なのかなと思います。使う、使わないではなくて。有園先生が言われたことについては、その都度、その都度、先生が子どもたちに伝えるということは、最中でもやっていますね。

有園：長期っていうか、2年目以降のところで、さっき議論のなかで、2年目以降の話かなっと思ってメモしたものがあるので。それしゃべってもいいですか？　先生がたが「3.11を何事もなかったようにすることはでき

ない」ってお話があって。その2年目以降も含めて，その記念日行事をどうするのかっていうのが。

冨永：あります，あります。

有園：学校のなかでひとつ，その2年目以降，1年目も含め，1年目はまだ防災，震災の余波があるんですけど，2年目以降，どう学校のなかでとらえ直していくのかみたいなのが，ひとつ課題だろうなっていうのは思うんですね，それが1点と，あとその，周囲から前向きプレッシャーをかけられるからっていうお話は，すごく，本当にご遺族のかたたち，ものすっごく傷つかれるので。それは本当に良くないなっていうのを，つくづく思うので。

　でも，ニュースとか記事にするには前向きな発言じゃないと記事にならない，というのはやっぱり言われるので。こう，テレビカメラ向けられたりとか，記者が記事でインタビューしたりとか，「普通のことを語ると記事にならないから何とかしてください」って言われるみたいなのが日常茶飯事なんで。そのへんのところのこう，放送業界の規制じゃないですけど，ご遺族のかたのあの，取材のBPQ声明が一応出ましたけど，その後の前向きプレッシャーについてはあんまり触れられていないのかなと思うので。まぁ，そのへんのところは気になることかなって長期的にいうとね。誰かがどこかでちゃんと正式に，「それは良くない」っていうふうに表現したほうがいいだろうなって。学会のなかではちょぼちょぼと声明で出していると思うんですけど……。

定池：いろんなパターンのプレッシャーがあると思います。たとえば今，2017年3月に，北海道の「みちのく会」という，原発事故やさまざまな理由で北海道に避難している方々の当事者団体が解散しました。避難者支援団体やマスコミのかたが解散に反対の論調で，新聞社にコメントを求められたのですが，当事者のかたたちの「避難者」卒業宣言を受け入れよう，と言いました。「避難」から「移住」を選んだ人もいるし，自分自身を「避難者」と思っていないと言う人もいます。当事者の選択は応援してあげたほうがいいし，支援の必要なかたの存在は，社会の問題として区別して論じたほうがいいと思います。先ほどの被爆者のかたや，私が最近お付き合いしている癌患者のかたもそうですが，こういう人たちは「こうあ

らねばならぬ」というような、「打ちひしがれてなきゃいけない、ポジティブなこと言っちゃいけない」みたいなプレッシャーがあるような、多様性を認められないという問題があるように思います。

有園：卒業宣言、ほんとありますよね。「もう、そんなふうに、被災者とか遺族なんて言われるのが嫌なんです」っておっしゃいますよね。

定池：他の面があるのに、その一面だけで扱われるのが。

有園：私の全部の人生がそんなものじゃないんです。

定池：そうですよね。

有園：っていう、そしたら卒業ですよね、ほんとに。

定池：えぇ。

冨永：船越小学校で1年目に歌作りをし、今年の2月にIBC岩手放送がドキュメンタリー番組を放映したものを、本書の第1章（第8章参照）に予定しているんです。そのディレクターが、やはり子どもたちの声で、「震災のことだけ取り上げないでください。僕たちの日常をちゃんと見てください」ということで、ハッとして、ずっとその学校に足を向けて通い続けて。今年の2月に、当時の6年生だった子が高校生になって、今の小学6年生に自分たちの体験を語る震災特別授業をしたんですね。あの、いかがでしょうか？　その2年目から、アニバーサリーをどう過ごしているか、お話ししていただけますか？　アニバーサリーの前後、どんふうに？　あの、その日をどう迎えているかっていうのも含めて。

10．アニバーサリーをどう迎える？

浦本：学校で。

冨永：学校で。

浦本：学校はその時期、結構忙しいんですよ。

永田：卒業式とか、そうですよね？

浦本：なので、学校によってまちまちなんですけど、だいたいどこの学校でも、全校朝会を3.11の前後にします。そこで、校長先生が講話をします。そして、より丁寧なところは、教室に帰って担任の先生からも震災にまつわるいろんな話をして、その後「表現活動」として作文を書いたりしま

す。その後は3年生を送る会とか，ちょっと楽しいイベントを挟んで帰る，みたいなことをやっている学校が多い気がします。そして，保護者さんたちには，アニバーサリー反応についてお便りを書いて，「こういうことが起こりえますよ」「この日は親子でゆっくり過ごせるといいですよね」「震災から数年経って今，どんなこと考えていたりするか，心や体に耳を傾けてみるといかがでしょうか」と，心理教育というか，啓発活動をするようにしています。

冨永：永田さんのとこはどうですか？

永田：だいたい同じような感じです。黙祷の時間にサイレンが鳴るので，そこで一人にならないような配慮はお願いしています。ちょうど下校の時間とかぶるんです。私が岩手に行った1年目のときに，下校の時間がちょうどかぶってしまって，帰っている途中でサイレンを聞いたという学校があったのを後から知って，「それではいけないよね」ということで，「黙祷は必ず誰かと一緒にしましょう」ということにしました。学校にいる時間であれば，クラスでみんなと一緒にするとか，全校でその時間に集会を持っているときには全校で黙祷をするとか，必ず誰か一緒にいてもらえるようにするのは，毎年気をつけてお伝えしているところです。あとはだいたい同じような感じです。

冨永：ある校長先生は，黙祷の意味をわかりやすく伝えていました。「亡くなった人のことを心に思い抱いて，大震災からの思いを語り継いで，大きな災害あっても自分たちの命を守るために生きていこう」とお話ししていました。「思い出すとドキドキするので，そのときはフーッと息を吐いたらいいよ」とかいうことを入れて，2時46分を迎えることをやっていましたけどね。宮下さんのところはどうでしたか？

宮下：そうですね，ほぼ2人と同じで，学校によってもやっぱり会の持ち方とかは違うのですが，3.11にぶつける学校もあれば，それよりもちょっと前に，というようなかたちのところもあります。みんなで集まってという会で校長先生がお話ししたり，あるいはカウンセラーがその日に合わせて出勤というようにして。そこで，「ちょっとリラックスしたり，3.11をこんなふうにして迎える意義だとか，節目反応についての対処だとか，みんなで一緒にこの日を迎える，といった話をしてください」っていうよう

な学校もあります。当初は子どもたち，特に1年生，2年生の低学年は，2時46分というのはもう下校の時刻で，学校から出ていたというようなことがありました。でも，「やっぱり一緒にそのときは教室で迎えましょう。そちらのほうが子どもたちも落ち着くし，そのときに先生が，その学年なりクラスなりでゆっくりとお話しをして過ごし，そして下校しましょう」と。そういうかたちにしているところが，最近はほとんどですね。

冨永：小川先生のほうから何か，そのアニバーサリーについてコメントありますか？

小川：いや，特にないです。

冨永：じゃあ，有園先生，岩井先生いかがですか？

有園：私はさっきしゃべったので大丈夫です。

岩井：私，岩手で教員支援をしていますと，ときどき校長先生から，「何年目まで（一同笑う），あと何年やればいいですか？」って聞かれるんですよ。子どもの事故死なんかでも，「机の上にお花生けるのを，いつまで続けたらいいですか？」とかもよく聞かれますが，一緒ですね。まあ，その場その場で考えてはいるんですけどね。

冨永：なんとおっしゃいます，先生は？

岩井：「えーっと，あのぉ，もうちょっと続けて。必要がなくなるまで続けませんか？」みたいな，いい加減なことをモゴモゴ言うんですけどね（笑）。あの附属池田小学校でも，みんなで思い出すのは怖くないってことはあったんですね。だから，「一体いつまでやるんだ！？」と，倦んだような気持ちが全体に生まれてきたとしても，一部にそれで救われる人がいるんであればやったほうがよいという気がします。それと，まぁ，阪神・淡路の後の震災後の1月17日の，「1・17モニュメントウォーク」っていうのが確か20年でなくなりましたけど，まぁ，参加者が減っていって自然消滅，ということで，あれでよかったんじゃないかと思います。今，「ルミナリエをどうするか？」っていう問題がありますけどね，はい。

有園：違うイベントに……

岩井：違うイベントになってきて，「観光資源にしたいけれども，観光資源が赤字出してどうするんだ」という話ですよ，となってきてるわけですよ。時期ずらせよなぁ……（笑）

11. 防災教育と心理支援

冨永：ありがとうございました。それじゃ，防災教育と心のサポートということで。えっと，宮下さんから今度。少し防災訓練について触れてるよね？

宮下：あ，はい。

冨永：サイレンの意味みたいなことを子どもたちに伝えて……。

宮下：はい。「かばくん」の次に「ドラえもんの授業」というようなかたちで，ここ最近行ってきました。まず安心，きずなというところから，少しずつ日常生活を送るなかで元気を取り戻していったり，いろんなことを勉強していくなかで，少しずつ，表現とかチャレンジだよというかたちで，その「ドラえもんの授業」を行っています。さっきもちょっと言いましたが，日常生活のなかで，大きな反応を出すことはほとんどないのですが，サイレンはやっぱり嫌だったり。先生に言うまでもないけれども，ドキドキしていたり，緊張していたりというようなことは，今でも子どもたちのなかにあります。そこを直接触れるというのは，やっぱり子どもたちは構えるので，そこでドラえもんを使って，ネズミに耳を齧られたという話から，じゃ，そのドラえもんが安心して寝られるようにするにはどうしたらいいか，子どもたちがいろいろ考えます。ネズミを撲滅するとか，そういう話から（一同笑う）。

　授業の成果が出てるなって思うのは，ちょっとリラックスして寝るようにするとかいうようなことが，いろいろ出てくるんですね。で，それを採り上げながら，「ネズミはドラえもんの耳を齧るけど，ネズミの絵や言葉は齧らないよね」ということを確認して，落ち着いてそれに対処していくことを勉強します。次に，それを今度は自分の身に当てはめてみようという。でも，ここは言わなくても，やっぱり自分にとって「津波」という言葉であったり，サイレンというのがそうだと，子どもたちはよくわかっているので，そこはもう，すぐ出るんですね。そこから，やっぱり津波は怖かった，私たちからいろんなものを奪っていったけれども，でも「津波」という言葉は大丈夫だよねという確認をします。

そして，サイレンはあの音はすごく今でも嫌だし怖いけれども，でも，あの音はいったい何だろっていうと，私たちに危険を教えてくれるもの，というような確認をします。しながら，「やっぱり緊張するけれども，でもそれを聞かないというのは危ないよね。だから，怖いけれども落ち着いて聞いて，そして，次に適切な行動をとることが命を守ることだよね」という授業をします。子どもは，「非常に腑に落ちる」というのと，それから事前にその苦痛度チェック取ったときに，「津波」という言葉とかサイレンというところは，やっぱり非常に苦痛度が高いところにチェックをする子どもが多いです。それを見ると，「あー，やっぱり子どもたちは怖いんだな」とか，「緊張するんだな」と。こちらにもすごくよくわかるし，その授業をすると，少しずつでも「あっ，そうか大丈夫なんだな」とか，「津波という言葉は襲わないんだな」とか，「サイレンはやっぱり大事な言葉，合図なんだな」と感じます。

　Ｊアラートで，チャランチャランというあの音はやっぱりすごく嫌で，大人も子どもも。でも，「あれは落ち着く音ではなくて，むしろ不協和音にすることで，人が落ち着かないように作っている」っていうふうな話をすると，子どもたちも「へえ」みたいな。その話だけを覚えているみたいな子どもなんかもいます。そういうことを避けずに採り上げて，きちんと心理教育すること。そこはすごく，大切かなと思っています。あとは，先生・学校が避難訓練の仕方であったり，あるいはその学年に応じた防災学習をいろいろと採り入れて実施しているのも，少しずつ増えてきたような気がします。それで，岩手県の防災の教本をみたいなものを……。

冨永：『生きる・かかわる・備える』。

宮下：そこをうまく採り入れながら，というところです。

冨永：文科省の『子どもの心のケアのガイドライン』には，「落ち着くまでは避難訓練など，集団的な取り組みはやめましょう」と書いてあります。でも，そうじゃないと思うんです。もちろん，被災地で，あえて怖がらせるような避難訓練をする必要はありませんよね。津波被災地では，事前に避難経路を散策するといった見通しを持って取り組めるように配慮する。昨年の熊本地震の１カ月半後に，被災地の小学校で，眠れないときの対処とイライラしたときの対処の間に，余震への備えと対処を入れた心のサ

ポート授業をしたのですが，子どもたちはほんと落ち着いて一杯工夫を出してくれました。嫌がって心身反応を出した子は一人もいなかったんです。だから，強い余震にどう備えるかっていうのは，地震から非常に初期に，心のサポートを取り入れた防災教育をやっていくことが大切だと思っているんです。被災地で行う防災教育，被災地以外での防災教育について，定池先生から何かお話ししていただけませんでしょうか？

定池：ぼんやりした言い方になりますが，防災教育こそ，対話の場づくりが大切だと思うんです。被災地だと，話の流れ的に被災体験を話すことも出てくる。そのときに，この人たちに話してもちゃんと受け入れてくれる，という安心感がないと話せないと思うので，その場を作っていくことが大切だと思います。それから，自分の命に関わることを直視できなくなってしまうと，自分で備えられなくなるので，主体性を回復していくことも大切だと思います。先ほどの熊本地震や地震遊びのように，自分でできることを少しずつ積み上げたり，自分で対処できたことを積み上げていったりすることをベースにしてなければ，表面的なものにすぎないと思いますね。

　東北の沿岸部のなかには，3.11 を全然なかったことのようにふたをして，避難訓練ばかりやっている学校もあると聞いています。現場の先生の迷い戸惑いの末にそうなっていたとしても，子どもたちが「あの経験をないがしろにして，表面的に逃げるようなことだけやっているのはどうなんだろう？」って疑問に感じたら，先生方を信用できず，学校生活全体の問題に関わってくるように思います。学校として 3.11 をどうとらえて，日常の教育活動，防災教育にどう結びつけるかということを決めなければいけないし，そのためのサポートも必要だと思います。

　以前，沿岸部の中学校を訪問したときに，その学校は防災教育に熱心に取り組んでいる学校ですが，生徒たちの 3.11 の経験を先生たちが知らなかったし，引き継がれていませんでした。だから，先生方もどう触れていけばいいかわからなかった。

冨永：なるほど，被災地の防災教育は心のケアとセットでないといけないということですね。

定池：防災教育に熱心な学校でも，生徒個人の 3.11 が引き継がれていな

かったり，3.11 の後に学校で始まった活動が引き継がれておらず，その後着任した先生が経緯を知らないということが起きたりしています。先ほど，保育園から小学校に上がったときの断絶，という話がありました。一人の児童生徒の経験をどうやって引き継いでフォローし，それらを踏まえてどう教育活動をつなげていくか，全体的に考える必要があると思います。

冨永：その，ひたすら避難訓練だけって言われましたが，それ以外の防災教育を少しリストアップしていただけますか？

定池：あとは，防災マップを作るという学校もありますね。地域の自然環境や歴史から，過去の災害を学ぶという……。

冨永：なるほど。過去の災害を知る，地域の歴史を学ぶ。

定池：ということや，自分たちで語り継ぎをするというのもあります。

冨永：うん，自分たちで語り継ぐ。

定池：中高生が語り部のサークルを作ったり，碑のような後世に残すものを作ったりしているところがあります。そういう熱い思いを持って語り部をする子どもたちを，周囲が過剰に応援しすぎてるんじゃないかと心配しています。先ほどの「頑張れ」っていうプレッシャーに通じるんですが，周りが「素晴らしい活動だから頑張れ」と言いすぎて，その子たちが他に優先したいことができてきたときや，つらくなったときに，活動から一歩引いたりできなくなるんじゃないかと気になっています。語り継ぎや防災に熱心だった人のモードチェンジをどう受け止め，サポートしていくかというのは，これから出てくる課題ではないかと考えています。そういう事例に触れたことがありますか？

岩井：確かに，「語れ，語れ」っていうかね，「語り手頑張って続けてください」ってプレッシャーをかけるのはよくないです。が，私が触れた胎内被爆者の方々は，「今，自分たちが言わないと，これが無いことにされてしまう」っていうプレッシャーを，すでに感じてらっしゃるんです。だから，決してけしかけるわけじゃなく，ただ私たちは「そのことを聴かせてください」というスタンスを取るべきだと思います。ちょっとね古いネタで，しかも日本の話でなくて恐縮ですが，『ショア』っていう映画（1986年の仏映画）ありますでしょう，アウシュビッツの生存者の証言集。彼ら

の言い方をすごく強引に要約すると、「うまく立ち回って生き残った人間である私に、語る資格は一切ない。本当に語る資格があるのは、あそこで殺された人たちである。しかし、語る資格のない自分ではあるが、自分がここで語るのをやめたら、あのことは伝わらなくなってしまう。ゆえに、"仕方なしに"自分は語る」ということです。……ただね、あの映画では、途中で言葉に詰まった証言者を監督が、「ゴー・アヘッド！」とか言って急かしているんです。ひどいですよね（苦笑）。

冨永：語り部を支えるっていうのはすごくやっぱり大事で、犯罪遺族のかたがいろんな場で語るときにも、やっぱりその後きちんとフォローというか、支えることがないと、すごくいろんな思いを抱えたまま、日常に戻っていくということがあるので。そこは、テーマじゃないんですかね。

12. 日常とトラウマを語る——コーヒーカップ方式

有園：それに関していいですか？　防災とはまた違うかもしれないんですけど、事件事故という意味で。事故のご遺族、ずっとフォローしてるんですけど、事故のことは忘れないよねってメッセージを作るんですけど。わりとポジティブ系の部分と、つらくてしょうがない、つらくてきついときは、語れないんですね。だけど、そのなかでもつらいままで、まだポジティブに見えない人でも、語る、書いたのを読み上げるときに、先ほど岩井先生おっしゃった、「自分が言わないとこの思い、気持ちを伝えることができないから、それはせめて知ってほしいんだ。関係者には知ってほしいんだ」と。決死の覚悟で、前日寝ずに、だいたい寝られないんですけど。その前あたりから具合が悪くなって、みたいなことが起こって。で、しゃべる、語る。で、伝えられた感じはあるかどうかはわからないけど、語りきったって思ったかたは、しゃべらなくなるんですよ。だけど、語りつくせない、もっと伝えなくてはと思った人は、何度も語るっていう感じになって。何度も語る人と、そうじゃない人と、ポジティブ系と、だいたい三つに分かれていく。

　やっぱり、語る。語り手となり、つらい地域のことと、さっきの（級友が亡くなった学年の）卒業（に向けた取り組み）がありましたよね。で、

やっぱり語り手になるっていうのが,セラピー的にいうと主体性の回復なんですけど。エンパワーメントっていうお話なんだろうと思うんですね。なので,そこがきっちり保障されていくように,学校とかでもできたらいいなと思うのと。あとは,セラピー的に考えると,学校でそのときも一緒に。

私なんかは自分で被害者・当事者のかたたちのセラピーをするときにもそうなんですけど,安心感を持っていただくために,トラウマ自体がきついトラウマ,その人にとって重いトラウマだったら,セラピーのなかでコーヒーカップ方式っていう考え方があって。で,一番中核のアンコの部分をしゃべるときは,コーヒーカップの底の部分。で,コーヒーカップは必ず淵がありますよね。なので,時系列でこういくと,コーヒーカップの淵の入口のところは,日常性の高いもの,日常とつながりのあるものから,徐々に入っていって。で,だんだんメインのところ話すにしたがって,それはトラウマ体験にもつながるものなので,グリーフにもつながるものなので。そこは,非日常の部分の扱いになって。で,この部分の語る深さによって,後半のコーヒーカップの立ち上がりの終わりのほうの,ここが深ければ深いほど,もう一回日常に戻るので。日常に戻っての部分のところの手当を,セラピーの時間のなかで長く取る。で,ここの部分が,だいぶ軽ければ後半の部分の終わり,セラピー終わりの日常に戻る作業のところは短くて済むっていう。そういう基本的なコーヒーカップ方式って,学部の頃に習ったやつなんですけど。論理療法かなんかのところで出てきたんですけど。そういうのが,うまく学校で生かせるといいなって。

学校の先生が思わぬもの,やってみたら思わぬものが出ちゃったみたいなのって結構あるので,そういうときは,時間配分とかもあるから,後ろを丁寧にっていうのをすると,その後のフォローがすごくしやすいかな,ってふうには思いました。お話し聞いてて。

冨永:被災地での表現活動,まさに,日常から被災体験,そして日常に,という工夫をしています。たとえば,すぐに被災体験を書こうではなく,事前にその意義について話す,そして構成メモを前の日に書いてみる。ありがたかったこと,つらかったこと,うれしかったこと,悲しかったこと,教師が自分が被災体験を書いてみて思ったことを話してみる,表現活動の

前後に，リラックス法を取り入れる，休憩できる場所を作る，表現活動は午前中にやり，その後給食で気持ちを切り替える。コーヒーカップ方式になってますよね。

13. 被災地での防災教育と未災地での防災教育

冨永：被災地で行う防災教育と，被災地外での防災教育のことについても，取りまとめたいと思いますので。

定池：被災地のなかには，震災を直接体験した人と体験していない人がいます。この前，仙台と神戸の高校生のディスカッションに加わる機会がありました。神戸の生徒は，自分が体験してない阪神・淡路大震災について学び，それを伝える活動をしています。仙台の生徒は，東北で被災して，防災学習に取り組んでいました。その子たちは，同じ「伝える」活動でも，神戸の子たちは将来の災害に備えるため，仙台の子たちは3.11を忘れられないために取り組むという，目的の違いに気づいたと教えてくれました。それから，被災地で3.11について学んでいる高校生から，「自分たちは直接災害を経験していない。直接の語り部じゃない自分たちが，どこまで語っていいものか迷っている」という悩みも聞きました。こういったことは，阪神・淡路大震災後の神戸で，すでに起こってきたのだろうと思います。そして，被災地外で学んだ子たちが学んだことを伝える場面でも，「どこまで語るか」という問いに直面するのだと思います。

冨永：南海トラフ巨大地震にどう生かされるか，ってことになっていくんだと思います。小川先生，いかがですか？

小川：防災教育ってね，効率よくやろうと思うと，想像力ないって相手のことを考えて，想像力かきたてるように，強力な防災教育やるでしょう？

定池：「脅しの防災教育」ですね。

小川：でも，それって，体験しちゃった人には，それする必要ないよね？むしろ，そういうことが起こらないように，むしろ固まらないようにして防災教育，っていうのが基本だと思うんだけど。意外とその区別がついてないと思うのね。防災の基本的のところで，その区別をつけていくってところを，もっとしておいたほうがいいんじゃないかって思ってるんですけ

ど。

浦本：理科の授業で地震のメカニズムを伝えて，科学的に知ると，「すっとしたよ」という子が結構いましたね。

冨永：中1だよね？　そうそうそう。熊本地震でも，そういうこと書いていました。わかって落ち着いたみたいな。

岩井：兵庫県教委の学校防災マニュアルでは，防災教育の内容を，通常教科の通常の単元のなかでどのように教えたらいいかという，アイデアが載っていますね。

冨永：教科，道徳，特別活動，総合的な学習の時間などで防災教育と心のサポートを発達段階ごとに，年間指導案を作成して展開することが必要だと。そして，未災地と被災地，地域の文化も考慮して展開していく必要がありますね。今日は本当に貴重なお話をたくさん，ありがとうございました。

（逐語記録：春山尚美・是川大河）

付録 災害後の時期に応じた子どもの教育支援・心理支援ガイドライン試案

　これまでの世界の災害後の心理支援，国際調査，スクールカウンセラーの活動体験記，教師と児童の創作歌，被災地での防災教育，座談会をふり返り，ガイドラインにつながる試案メモを作成した。以下に紹介する。

1．発災から学校再開まで
・避難所で安全に過ごすための工夫を（水・食事の確保，強い余震への対処法）。
・子どもの遊びと学びのサポートを。
・学校再開までに，被災県教育委員会は長期支援をにらんだ支援プログラムを策定。
・学校再開までに，教職員研修（講義・実技・質疑応答：各1／3。教職員も被災しているので講義だけはダメ）。
・災害ごっこは，危なくなければ見守る。興奮が静まらないような災害ごっこ遊びや，噴き出すようなバラバラな語りには，タイミングをみて，落ち着く活動を提案してみる。基本自発的な語りには耳を傾ける。

2．学校再開から3～5カ月（避難所から仮設住宅に移るまでの時期）
・日常の規則正しい生活を。
・健康チェックは少ない項目で，睡眠・体調・イライラなど，リラックス法を取り入れて。
・防災教育は，心のサポートと一体的に行う。余震が続いているなら，余震への対処（落ちる・倒れる・割れるから身を守る）を分かち合い伝える。

眠りやイライラへのリラックス法を前後に入れる。
・震災前にやっていた日常の表現活動（先生あのね、壁新聞、短歌作りなど）に自発的に表現したもの（日常のこと災害のこと）を、大切に扱う。
・支援のお礼のお手紙は、負担にならないように。
・転校生への支援を。安全な日常に身を置くことができる反面、慣れない土地でのストレス、災害を共有できない環境のために、ストレスをため込むことがある。

3．学校再開から半年〜1年
・トラウマ反応の意味と対処法を学ぶためのストレスチェックと、リーフレットの配布や、リラックス法などのストレスマネジメント法を、1コマの授業で行う。
・ストレスチェックはひとつの表現なので大切に。担任との個別面談、スクールカウンセラーとの面談に活用する。
・1年目が近づく1〜2カ月前に、教職員間で、節目（アニバーサリー）をどう迎えるかを話し合う。少しずつ、一人ひとりのペースを尊重し、これまでの体験に向き合い、心を整理することの大切さを、カウンセラーは助言する。
・表現活動はテーマを広くして、その意義と方法を、子どもたちだけでなく保護者に事前に通信などで伝える。

4．1〜10年
・日常ストレスへの対処力を高めるために、年間計画に、緊張・イライラへのストレス対処、心のつぶやき（認知のトライアングル：思考が感情や行動を引き起こす仕組み）、アサーショントレーニング、試験を乗り越えるイメージトレーニング、親子ストレスを考える、いじめとストレスの授業を織り込む。
・トラウマ・ストレスチェックを災害（震災）に特化しない。ストレスチェックの結果から、いじめ・暴力の発見につながる。
・災害時幼児だった子どもが小学校に入学してきたとき、トラウマを乗りこえる授業や個別支援を。

・次の災害の減災につながる語り継ぐ防災教育を，心のサポートと一体的に取り組む。
・災害後の日常ストレスへの対応，トラウマへの対応，家族を亡くした子の生活の支援を。一つに偏った支援ではなく，バランスよく支援を。
・回避は心を守る対処でもあるとともに，少しずつ向き合う機会を設け，個々のペースを尊重する。
・心身反応への対処・工夫してきたことを尋ね，眠り・イライラ・思い出してつらいときに良い方法を提案する。
・心身反応をある程度コントロールできるようになってはじめて，つらい体験に向き合う心の体力ができる。
・語りや遊びを見守り，心に収めていく語りや遊びか，興奮が持続する語りか遊びかを見る。後者には，落ち着く方法をタイミングよく提案する。

5．人的支援システムと時期に応じた支援プログラムの事前策定を

　南海トラフ巨大地震など大災害が想定される地域の都道府県教育委員会は，災害を想定して，支援プログラム（①学校再開後から2〜3カ月の間に行うクラスや学校単位での健康アンケートや，ストレスマネジメントの授業案の策定，②半年以降に行うトラウマ反応を含めたストレスチェックリストと，ストレスマネジメント授業案の策定，③アニバーサリーや被災体験の表現についての活動手順の策定）を策定する。

　発災から学校再開までの人的支援システム（教職員研修を誰がどのように行うかなど），学校再開から2〜3カ月間の人的支援システム（派遣スクールカウンセラーの体制やスーパーバイズシステムなど），半年後以降の人的支援システムを事前に策定する。

　大災害が想定されている地域の防災教育に，人の心理（危機が迫っても人は逃げない正常性バイアスなど）を学ぶ減災の心理学と，復興の心のケアをセットで提案する。

謝　辞

　被災体験の表現について，西洋・日本・中国・台湾・インドネシアの専門家はどう考えているのか，それを知りたい。それがこのプロジェクトの動機でした。結果は，西洋・中国・日本の専門家は，「被災体験を表現することは回復と成長にとってとても大切なこと，でも，安全感が持てない時期にそれをうながすのは良くない。しかし，いずれ少しずつ向き合うことが大切。まず，心身のコントロールを呼吸法や瞑想で。そして被災体験の表現へ」と，考えていることがわかりました。本調査研究に協力いただいた中国・台湾・インドネシア・日本・アメリカなど西洋の研究者・実践家に，心よりお礼を申し上げます。

　本書は，兵庫教育大学連合大学院共同研究プロジェクトの成果です。私はチームリーダーとして１年を残して，新設された兵庫県立大学大学院減災復興政策研究科に転出してしまいました。その後を，遊間義一教授がチームリーダーを引き受けてくださいました。また，遊間教授には統計処理について丁寧な助言をいただきました。岩井圭司教授・有園博子教授には，国際調査の質問項目の助言をはじめ，阪神・淡路大震災からの豊富な経験を座談会で披露いただきました。岩井教授の「〈語る〉を支えるケア」は，本書の目的と完全に合致したキーワードでした。有園教授には，阪神・淡路大震災後の地震ごっこの体験や喪失・トラウマの治療論など，大変貴重な発言をいただきました。小川恵教授とは，岩手の宮古市・山田町の巡回型カウンセラーのスーパーバイズで，折々にご一緒させていただいてきました。にこやかで，かつ，本質を射ぬいた助言にいつも感心させられてきました。

　また，岩手の巡回型カウンセラーと，この６年間一緒に仕事をさせていただき，彼らの活動を後世に残したいという思いが日々強くなっていきました。さらに，2017年３月には，IBC岩手放送で放映された山田町船越小学校での震災特別授業を見て，この取り組みを全国に届けたいと思いました。北海道南西沖地震で津波を経験した防災学者である定池祐季助教とは，被災地の学校で協働の授業を行ってきました。その活動について紹介できましたことも，被災地での防災教育に一石を投じたと思います。皆さまに心より感

謝申し上げます。

　発災直後に長期の「いわて子どものこころのサポートプログラム」を策定し、組織的な子どもの支援に取り組んでこられた岩手県教育委員会・教育長はじめ学校教育課の諸先生方に、心より感謝申し上げます。

　わが国の臨床心理学の有数の出版社である誠信書房に本書の出版をお受けいただけたことは、望外の喜びでした。社長柴田敏樹様、編集部中澤美穂様に心より感謝申し上げます。

　最後に、本書の出版にあたり、兵庫教育大学連合大学院松本京子研究科長、連合大学院事務の藤田恭正様はじめ大学関係者の皆さんに、心よりお礼申し上げます。

　さて、有園博子先生が、2017年12月15日に闘病のすえ、ご逝去されたとの訃報を受けました。さまざまな災害後の子どもの心理支援に同志として携わってきた者として、8月の座談会で闊達に発言いただいた姿が浮かび、この訃報を現実のことと受けとめられません。心よりご冥福をお祈りするとともに、今後起こりうる災害で傷つく子どもたちを天空から見守っていただけますようお願いいたします。

　本書が、これから起こりうる南海トラフ巨大地震などの災害後に、子どもたちが夢と希望を取り戻し、明日へ向かって力強く生きていくことをサポートする教職員やスクールカウンセラーの一助になれば幸いです。

　　　2017年12月31日

冨永 良喜

■著者紹介（2017年執筆時の所属を示した）

【第1章】
大谷哲弘（おおたに　てつひろ）
　　岩手大学大学院教育学研究科特命教授

【第2章・第3章・第8章・第10章・付録】
冨永良喜（とみなが　よしき）
　　〈編者紹介参照〉

【第4章】
渡部友晴（わたべ　ともはる）
　　岩手県教育委員会所属巡回型カウンセラー

【第5章・第10章】
宮下啓子（みやした　けいこ）
　　岩手県教育委員会所属巡回型カウンセラー

【第6章・第10章】
浦本真信（うらもと　まさのぶ）
　　岩手県教育委員会所属巡回型カウンセラー

【第7章・第10章】
永田伊津香（ながた　いつか）
　　岩手県教育委員会所属巡回型カウンセラー

【第 8 章】
坂下大輔（さかもと　だいすけ）
　　岩手県宮古市立宮古小学校教諭
千葉佳史（ちば　けいし）
　　IBC 岩手放送ディレクター
荒川茉莉亜（あらかわ　まりあ）
　　岩手県立宮古高等学校 2 年生
金濱智紗都（かねはま　ちさと）
　　岩手県立宮古高等学校 2 年生

【第 9 章・第 10 章】
定池祐季（さだいけ　ゆき）
　　東北大学災害科学国際研究所助教

【第 10 章】
小川　恵（おがわ　さとし）
　　淑徳大学総合福祉学部教育福祉学科教授，精神科医
有園博子（ありぞの　ひろこ）
　　兵庫教育大学大学院連合学校教育学研究科教授
　　〈2017 年 12 月逝去〉
岩井圭司（いわい　けいじ）
　　兵庫教育大学大学院連合学校教育学研究科教授，精神科医

■編者紹介

冨永良喜（とみなが　よしき）
1983 年　九州大学大学院教育学研究科教育心理学博士課程単位取得退学
1999 年　兵庫教育大学大学院連合学校教育学研究科教授
現　在　兵庫県立大学大学院減災復興政策研究科現在復興政策専攻教授
主著書　『ストレスマネジメント理論による心のサポート授業ツール集』（編著）あいり出版 2015 年，『子どものトラウマと悲嘆の治療』（共監訳）金剛出版 2014 年，『災害・事件後の子どもの心理支援』創元社 2014 年，『大災害と子どもの心』岩波書店 2012 年　ほか

遊間義一（ゆうま　よしかず）
2009 年　筑波大学大学院システム情報工学研究科博士後期課程社会システム・マネジメント専攻修了
2010 年　兵庫教育大学大学院学校教育研究科教授
現　在　兵庫教育大学大学院学校教育研究科教授
主著書　『臨床心理学体系　第 20 巻　子どもの心理臨床』（分担執筆）金子書房 2000 年，『臨床事例から学ぶ TAT 解釈の実際』（分担執筆）新曜社 1997 年　ほか

災害後の時期に応じた子どもの心理支援
――被災体験の表現と分かち合い・防災教育をめぐって

2018年3月30日　第1刷発行

編　者	冨永　良喜
	遊間　義一
	兵庫教育大学連合大学院 共同研究プロジェクト
発行者	柴田　敏樹
印刷者	藤森　英夫
発行所	株式会社　誠信書房

〒112-0012 東京都文京区大塚 3-20-6
電話 03（3946）5666
http://www.seishinshobo.co.jp/

©Yoshiki Tominaga et al. 2018　　印刷所/製本所　亜細亜印刷（株）
検印省略　落丁・乱丁本はお取り替え致します
ISBN978-4-414-41637-4 C3011　　Printed in Japan

JCOPY〈(社)出版者著作権管理機構委託出版物〉
本書の無断複写は著作権法上での例外を除き禁じられています。複写される場合は、そのつど事前に、(社)出版者著作権管理機構（電話 03-3513-6969、FAX 03-3513-6979、e-mail: info@jcopy.or.jp）の許諾を得てください。